JN312737

薬学生のための
実務実習
事前学習テキスト
◆ 実技編

監修　東海地区病院・薬局実務実習調整機構
編集　薬学生実務実習研究会

じほう

執筆者一覧

■ 監修

　病院・薬局実務実習東海地区調整機構

■ 編集・執筆

　薬学生実務実習研究会　　　（順不同）

鍋島　俊隆	名城大学薬学部　教授
野田　幸裕	名城大学薬学部　教授
岡本　光美	名城大学薬学部　教授
亀井　浩行	名城大学薬学部　准教授
山村　恵子	愛知学院大学薬学部　教授
中尾　　誠	金城学院大学薬学部　教授
木村　和哲	名古屋市立大学大学院薬学研究科　教授
賀川　義之	静岡県立大学薬学部　教授
土屋　照雄	岐阜薬科大学　教授

発刊にあたって

　従来の4年制教育では，病院・薬局での実務実習は超短期間の見学型の実習であり，学生は実務にタッチすることはほとんどなく，実習を受ける前に，学生に大学で薬剤師業務についてあらかじめ学習させてから現場にお願いすることはなかった。薬学教育6年制がスタートするにあたって，薬学生は病院・薬局での22週間の実務実習期間が必須となり，病院・薬局勤務薬剤師が学生を指導するために多大な負担を負うこととなった。多忙な医療現場において，医療事故といつも隣り合わせの薬剤師に，多岐に渡る実務の「いろは」を指導していただくことは，薬剤師の本来の業務に支障を来たし，短期間の実習では効果が上がらないことが懸念される。そこで，病院・薬局での実務実習が始まる前に，実務に関連する知識・技能・態度などを大学で習得させてから病院・薬局に学生をお願いすることとなった。

　日本薬学会において実務実習モデル・コアカリキュラムが作成された。このカリキュラムでは，病院・薬局で薬剤師として業務をするにあたって必要な知識・技能・態度を習得するために，実習項目に一般目標と到達目標が挙げられている。病院・薬局の薬剤師の負担を軽減し，学生の実習効果を最大にするために，事前学習の期間は1カ月と限られているが，モデル・コアカリキュラムで挙げられた目標を考えて行うことが期待される。学生にとってはまだ見ぬ医療現場での薬剤師の業務をイメージして，事前実習を行うことは大変難しい。また事前実習指導者にとってもモデル・コアカリキュラムで挙げられた多岐にわたる項目をどの程度まで，限られた時間内に学生に実習させるか悩むところである。

　そこで東海4県下の実務家教員が中心になって，薬学生，事前実習指導者のためのハンドブックタイプのテキストを作成することにした。本テキストの特徴は
① ハンディタイプの装丁となっているので，薬学生や指導者が携帯していつでも参照できること

②多数の写真を添付しているので，初めての業務についても，業務の流れがイメージしやすいこと
③各業務の行動をStep 1から順にフォローすれば実務をトレースできること
④各StepについてPointが記載されており，いかに実務を円滑にするか，根拠になる基礎知識はなにかなどを確認できること
⑤基本動作の項目をチェック表で確認できること
⑥初心者がもちそうな疑問に対して，Q&Aコーナーで回答が得られること
⑦巻末の課題を解くことで，事前学習で得た知識の確認ができること
である。

　薬学生が病院・薬局に実務実習へ行く前に薬剤師業務を学習するためのハンドブックとしてこのテキストが使用され，医療現場へも携帯していただき，実務実習が円滑に，かつ意義あるものになる手助けになることを願っている。

　本テキストは，病院・薬局実務実習東海地区調整機構の監修を得ていますが，実務実習の事前学習を担当される先生方や，病院・薬局の薬剤師の先生方にはこのテキストを育てていただくための建設的なコメントをいただけますと幸甚です。

2008年6月

薬学生実務実習研究会
鍋島　俊隆

目次

第 I 部　実務実習事前学習テキスト … 1

1　調剤 I：処方鑑査 … 3
- 1-1　処方鑑査の手順 … 3
- 処方鑑査のポイント … 4
- Q&A … 6

2　調剤 II：薬袋（薬札）の作成 … 7
- 2-1　薬袋（薬札）作成の手順 … 7
- 薬袋（薬札）作成のポイント … 7

3　調剤 III：計数調剤 … 9
- 3-1　計数調剤の手順 … 9
- 計量調剤のポイント … 10
- 3-2　その他の注意 … 11
- Q&A … 12

4　調剤 IV：調剤鑑査 … 13
- 4-1　調剤鑑査の手順 … 13
- 調剤鑑査のポイント … 14

5 調剤Ⅴ：計量調剤（散剤) ……… 16

- 5-1 計量調剤（散剤）の手順 ……… 16
- 5-2 散剤鑑査システム使用時の調剤手順 ……… 19
- 計量調剤（散剤）のポイント ……… 19
- 5-3 装置瓶への散剤充填 ……… 20
- 5-4 散剤調剤における工夫 ……… 21
- 5-5 分包の手順と注意事項 ……… 21
- Q&A ……… 23

6 調剤Ⅵ：計量調剤（水剤) ……… 26

- 6-1 計量調剤（水剤）の手順 ……… 26
- 6-2 水剤鑑査システム使用時の調剤手順 ……… 27
- 計量調剤（水剤）のポイント ……… 30
- Q&A ……… 31

7 調剤Ⅶ：計量調剤（軟膏混合) ……… 34

- 7-1 軟膏の混合調剤手順 ……… 34
- 軟膏の混合調剤のポイント ……… 34
- Q&A ……… 38

8 注射剤調剤 ……… 39

- 8-1 注射剤調剤の手順 ……… 39
- 注射剤調剤のポイント ……… 40

9 注射剤の無菌操作 … 42

- 9-1 無菌操作のための準備 … 42
- 9-2 注射剤混合の準備 … 48
- 注射剤混合の準備のポイント … 50
- 9-3 無菌操作の手順 … 50
- 無菌操作の手順のポイント … 54
- 9-4 連結管を使用した輸液バッグへの注入 … 57
- 連結管を使用した輸液バッグへの注入のポイント … 58
- 9-5 抗悪性腫瘍剤の無菌操作の手順 … 58
- 抗悪性腫瘍剤の無菌操作の手順のポイント … 60
- Q&A … 60

10 医療面接：患者応対 … 63

- 10-1 患者応対の手順 … 63
- 患者応対のポイント … 66
- 10-2 その他 … 66

11 医療面接：薬剤交付 … 67

- 11-1 薬剤交付の手順 … 67
- 薬剤交付のポイント … 68
- 11-2 患者応対・薬剤交付の注意事項 … 69

第Ⅱ部　課題集 … 71

索引 … 83

第Ⅰ部 実務実習事前学習テキスト

1 調剤Ⅰ：処方鑑査

一般目標
　医療チームの一員として調剤を正確に実施できるようになるために，処方せん授受から服薬指導までの流れに関連する基本的知識，技能，態度を修得する。

到達目標
S203 ・代表的な処方せん例の鑑査における注意点を説明できる。 技能
S204 ・不適切な処方せんの処置について説明できる。 技能
S205 ・代表的な医薬品の用法・用量および投与計画について説明できる。
　　　　　　　　　　　　　　　　　　　　　　　　　　　　　知識・技能
S207 ・患者の特性（新生児，小児，高齢者，妊婦など）に適した用法・用量について説明できる。 知識・技能
S210 ・代表的な処方せん例の鑑査をシミュレートできる。 技能
　　　・処方せん例に従って，計数調剤をシミュレートできる。 技能
　　　・調剤された医薬品の鑑査をシミュレートできる。 技能
S211 ・処方せんの鑑査の意義とその重要性について討議する。 態度
S701 ・代表的な処方せん例の鑑査を行うことができる。 技能

1-1　処方鑑査の手順

Step 1　処方せんを正確に読む。　　　　　　　　　　　　　⇒ Point 1
Step 2　処方せんの形式上のチェックをする。　　　　　　　⇒ Point 2
Step 3　処方内容のチェックをする。　　　　　　　　　　　⇒ Point 3
Step 4　臨床薬学的な処方薬のチェックをする。　　　　　　⇒ Point 4
Step 5　薬歴簿・問診表からアレルギー歴，副作用歴などのチェックをする。
　　　　　　　　　　　　　　　　　　　　　　　　　　　⇒ Point 5

■ 処方鑑査のポイント（表）

Point 1 処方せんに疑わしい点がある場合には，その処方せんを発行した医師もしくは医療機関に問い合わせ，必ず確かめてから調剤を行う（偽造処方せんの可能性も含んで鑑査する）。

Point 2 形式上のチェック
1) 患者の氏名，年齢
2) 薬名，分量，用法・用量
3) 発行年月日（交付年月日）
4) 使用期間（院外処方せんの場合）
5) 病院，診療所などの名称，所在地
6) 処方医の署名あるいは記名押印
7) 保険者番号，被保険者証などの記号・番号
8) その他

麻薬処方せんの場合は以下も必要
9) 麻薬施用者の免許証番号
10) 患者の住所

Point 3 処方内容のチェック
1) 調剤薬の特定（商品名，剤形，規格単位（含量））
2) 分量，用法・用量の確認
3) 処方歴・薬歴の確認
4) 警告・禁忌の確認
5) 相互作用の確認
6) 使用上の注意の確認
7) 配合変化の確認
8) 臨床検査値の確認
9) その他

Point 4 臨床薬学的な処方薬のチェック
1) 選択された薬剤の適正性（適応症，禁忌，長期投与，類似薬品名等）
2) 投与量の適正性（小児，高齢者，腎機能・肝機能低下等）
3) 投与形態の適正性

4）投与タイミングの適正性
　　　5）その他
Point 5　薬歴簿・問診表からのチェック
　　　1）アレルギー歴，副作用歴のある薬剤
　　　2）併用薬（一般用医薬品，健康食品等も含む）との間の相互作用や重複投与
　　　3）前回処方との違い
　　　4）前回の指導内容における注意点
　　　5）既往歴，現病歴，体質に適切でない薬剤
　　　6）妊婦または妊娠の可能性がある婦人，授乳婦に適切でない薬剤
　　　7）年齢・性別・生活状況との関係で適切でない薬剤

表　処方鑑査のポイント

処方せんの形式的な記載事項のチェック	患者背景を考慮した処方内容のチェック
・患者の氏名，年齢 ・薬名，分量 ・用法・用量 ・発行の年月日 ・使用期間（有効期間）* ・病院もしくは診療所の名称および所在地または医師の住所* ・処方医師の記名押印または署名 ・保険者番号 ・被保険者証・被保険者手帳の記号・番号 　（公費負担者番号および公費負担医療の受給者番号）	・調剤薬の特定 ・分量，用法・用量の確認 ・処方歴・薬歴の確認 ・警告・禁忌の確認 ・相互作用の確認 ・使用上の注意の確認 ・配合変化の確認 ・臨床検査値の確認 ・その他
麻薬処方時には，上記に加えて以下も必要 ・麻薬施用者の免許証番号 ・患者の住所*	

＊院内処方せんに基づいて薬剤師が調剤する場合，省略できる

Q&A

■ 処方鑑査

Q いったん鑑査し終わった後でほかの間違いに気づいたときは？

A そういうことは多々あることです。再度，間違いを指摘してください。

Q 処方鑑査は，流れとして処方せんに書かれている薬品の上から順に下へ行ったほうがよいのでしょうか？

A 現場では，よく業務中にほかのことで中断せざるを得ないときがあります。安全管理を考慮した場合には，常に処方せんの上から順に鑑査を行ったほうがよいでしょう。

Q 薬剤名の正しい記載方法は？

A 薬剤名は，「商品名（あるいは一般名）＋剤形＋規格（含量）単位」の3要素の記載が必要であり，特に複数の剤形や規格（含量）単位がある薬剤ではこれらの記載がないと調剤薬が特定できないので，必ず処方医に確認した後で調剤を行ってください。

2 調剤Ⅱ：薬袋（薬札）の作成

一般目標
医療チームの一員として調剤を正確に実施できるようになるために，処方せん授受から服薬指導までの流れに関連する基本的知識，技能，態度を修得する。

到達目標
S205 ・代表的な医薬品の用法・用量および投与計画について説明できる。
　　　　　　　　　　　　　　　　　　　　　　　　　　　　　　　　知識・技能

S207 ・患者の特性（新生児，小児，高齢者，妊婦など）に適した用法・用量について説明できる。 知識・技能

2-1 薬袋（薬札）作成の手順

Step 1 処方せんを読み，調剤・薬剤交付時の投与形態をイメージする。
　　　　　　　　　　　　　　　　　　　　　　　　　　⇒ Point 1

Step 2 調剤する薬剤に適した薬袋（薬札）を選択・準備する。　⇒ Point 2, 3

Step 3 患者が正確に服用（使用）できるように，患者氏名，用法・用量，投与日数，調剤年月日，調剤した薬剤師名，調剤した薬局または病院・診療所の名称および所在地を薬袋（薬札）にわかりやすく記載する。
　　　　　　　　　　　　　　　　　　　　　　　　　　⇒ Point 4, 5

Step 4 服用（使用）上の注意事項，薬剤の保管方法などを薬袋（薬札）に記載する。
　　　　　　　　　　　　　　　　　　　　　　　　　　⇒ Point 6

■ 薬袋（薬札）作成のポイント

Point 1　処方番号ごとに薬袋を作成する。また，処方せんが複数の場合には，処方せんごとに作成する。

Point 2　薬袋（薬札）は，適切な大きさの内用薬袋，外用薬袋，頓用薬袋，注射用薬袋などを選択する。

Point 3　以下の場合には，同一処方番号内であっても薬袋を単独で作成する。
- 同一処方内で1回あたりの服用数が異なる場合
- 投与日数が異なる場合
- 経口糖尿病薬
- 冷所保存など保管方法が異なる場合
- 薬袋に注意を記載する場合

Point 4　薬袋（薬札）には，薬剤師法第25条に規定された事項（前記のStep 3, 4）以外に，「薬については薬局（薬剤部）へお問い合わせください」などの文と薬局（薬剤部）の問い合わせ先電話番号を記載することが望ましい。

Point 5　薬袋の服用方法の記載に注意を要する医薬品
- 食　前：漢方製剤，エパルレスタット（キネダック），リファンピシン（リファジン）
- 食直前：アカルボース（グルコバイ），ボグリボース（ベイスン），ミグリトール（セイブル），ナテグリニド（スターシス），ミチグリニドカルシウム水和物（グルファスト）
- 起床時：アレンドロン酸ナトリウム水和物（ボナロン，フォサマック），リセドロン酸ナトリウム水和物（アクトネル，ベネット）

Point 6　記載することが望ましい服用（使用）上の注意事項，薬剤の保管方法（例）
- よく振ってから服用（使用）してください
- 吸入後，うがいをしてください
- トローチ：噛み砕いたり，飲み込んだりせずに，口の中で徐々に溶かしてください
- 起床時にコップ1杯の水で服用してください。服用後30分は飲食を避けてください
- 冷暗所に保存してください

3 調剤Ⅲ：計数調剤

> **一般目標**
> 医療チームの一員として調剤を正確に実施できるようになるために，処方せん授受から服薬指導までの流れに関連する基本的知識，技能，態度を修得する。
>
> **到達目標**
> S202 ・処方せんの種類，特徴，必要記載事項について説明できる。 技能
> S205 ・代表的な医薬品の用法・用量および投与計画について説明できる。
> 　　　　　　　　　　　　　　　　　　　　　　　　　　　　　　　　　知識・技能
> S206 ・患者に適した剤形を選択できる。 知識・技能
> S207 ・患者の特性（新生児，小児，高齢者，妊婦など）に適した用法・用量について説明できる。 知識・技能
> S210 ・処方せん例に従って，計数調剤をシミュレートできる。 技能

3-1 計数調剤の手順

＊Step 2〜4までは処方鑑査と重複するが，調剤者も確認する

- **Step 1** 調剤は，調剤過誤や薬剤破損を防止するために患者ごとにトレイなどを使用して行う。
- **Step 2** 処方せんに記載された基本的患者情報（年齢，性別，診療科など），医師コメント，薬剤師コメントを確認する。
- **Step 3** 処方せんに記載された薬剤名を上から順に読み，それぞれの剤形・規格・投与量を確認する。　　　　　　　　　　　　　　　　➡ Point 1, 2
- **Step 4** Step 2の情報に基づいて処方された薬剤，用法，投与量が適正であるか判断する。　　　　　　　　　　　　　　　　　　　　　　➡ Point 3
- **Step 5** 併用薬に問題がないか確認する。
- **Step 6** 処方せんに記載された薬剤が納められている薬品棚・薬剤ケースを確認する。このとき，必ず規格が同じであることも確認する。　➡ Point 4, 5
- **Step 7** 調剤量（1日投与量×投与日数）を計算し，薬剤を取り出す。SP（strip

package）包装，PTP（press through package）包装の場合には，必要数のシートとシートから切り離した端数を取り出す。このとき，不必要に端数の薬剤をつくらず，適切に端数の薬剤も使用する（使用期限切れ薬剤の投与を防止し，調剤過誤の可能性を軽減するため）。　⇨ **Point 6**

Step 8　必要に応じて使用説明書などを添付する。　⇨ **Point 7**

Step 9　調剤した薬剤（薬剤名，規格，個数）を処方せん，薬袋と照らし合わせて再度確認し，薬袋に入れる。

Step 10　調剤薬を入れた薬袋がすべて処方せん通りあるか確認し，薬剤交付できるようにする。

■ 計量調剤のポイント

Point 1　薬剤名と規格（mgなど）を正確に読む。

Point 2　調剤薬が特定できることが大切で，院内に一規格しか採用しておらず，「この処方薬剤は採用された規格を調剤する」というような院内の取り決めがある場合などは規格を省略することがある。しかし，院内の処方せんであっても，正確に薬剤名，剤形，規格，投与量を記載することが原則である。複数剤形または複数規格が採用されているが，処方せんに規格などの記載漏れがあり，調剤薬が特定できない場合には，必ず処方医に問い合わせをする。

Point 3　小児，高齢者および腎機能・肝機能低下患者などに注意する。

Point 4　多規格ある医薬品の場合などは，薬剤棚に多規格採用していることを明記する。

Point 5　名称の類似，外観の類似など取り間違えやすい医薬品は，薬剤棚に類似薬を採用していることを明記する。また，注意を促すように意識的に配置する。

Point 6　薬剤のシートには10錠だけでなく，14錠，21錠（ウィークリー包装）などがあり，1シート何錠であるかを確認する。逆にバラ錠しかない場合には，錠剤計数器などを用いて清潔に計り取る。

Point 7　添付することが望ましい患者向け説明文書を確認する（**表**）。

表 添付が望ましい患者向け説明文書

記載事項	対象薬剤	記載内容
使用方法	坐薬・点眼剤・吸入剤・点鼻薬，経皮吸収型製剤・舌下錠など	
薬剤の適正な使用方法の説明など	エチドロン酸二ナトリウム（ダイドロネル）	服用前後2時間は食事を摂らない
	メサラジン（ペンタサ）	噛まずに服用する
	ボグリボース（ベイスン），アカルボース（グルコバイ），ミグリトール（セイブル）	食直前に服用
	ナテグリニド（ファスティック，スターシス），ミチグリニドカルシウム（グルファスト）	食前10分以内に服用
服用方法	アレンドロン酸ナトリウム水和物（ボナロン，フォサマック），リセドロン酸ナトリウム水和物（ベネット，アクトネル）	起床時，服用後少なくとも30分は水を除き，飲食を避ける
副作用	経口糖尿病用薬	低血糖の予防と処置法
	ラタノプロスト（キサラタン）点眼剤	瞳の色の着色
	エパルレスタット（キネダック），セフジニル（セフゾン）など	尿の着色（黄褐色，赤色）
避妊	エトレチナート（チガソン）	服用中および服用中止後，女性は2年間，男性は6カ月間の避妊が必要（催奇形性）
適用部位	タクロリムス水和物（プロトピック）軟膏	ひっかき傷，皮膚のジュクジュクしている部位，おできやにきびなどには塗らない
保存方法	カベルゴリン（カバサール）	湿気を避けて遮光保存

3-2 その他の注意

1．調剤過誤により，死亡する可能性がある医薬品

血糖降下薬，血圧降下薬，ジギタリス製剤，抗てんかん薬，テオフィリン製剤，免疫抑制薬，抗精神病薬，抗悪性腫瘍剤

2. 休薬期間が設けられている医薬品

　テガフール・ギメラシル・オテラシルカリウム（ティーエスワン）（4週間連日投与後2週間休薬），カペシタビン（ゼローダ300）（3週間連日投与後1週間休薬）など

3. 特に相互作用（併用禁忌）に注意を要する医薬品

　イトラコナゾール（イトリゾール），トリアゾラム（ハルシオン），シンバスタチン（リポバス），エノキサシン（フルマーク），フェニトイン（アレビアチン），テガフール・ギメラシル・オテラシルカリウム（ティーエスワン），スマトリプタン（イミグラン），塩酸パロキセチン水和物（パキシル），ワルファリンカリウム（ワーファリン）など

4. 重篤な副作用が報告されている医薬品

　レフルノミド（アラバ），ゲフィチニブ（イレッサ），チクロピジン塩酸塩（パナルジン），塩酸モキシフロキサシン（アベロックス），テリスロマイシン（ケテック）など

5. 他剤無効の確認をすべき医薬品

　塩酸アミオダロン（アンカロン），ガバペンチン（ガバペン），塩酸ピルジカイニド（サンリズム），酢酸フレカイニド（タンボコール），塩酸プロパフェノン塩酸塩（プロノン），ジソピラミド（リスモダン）など

Q&A

■ 計数調剤

Q 添付文書上で用量が「適宜増減」と記載されている薬剤は，どこまでを許容範囲とするのでしょうか？

A 通常，薬剤の用量は添付文書記載の常用量をさしますが，「年齢，症状，性別，体重などにより適宜増減」と記載されている場合があります。この「適宜増減」の範囲は薬剤が承認された処方量の上限で，保険適用の範囲です。最近では「1回○mgあるいは1日○mgを超えない範囲で」や「1回○mgあるいは1日○mgを上限とする」などと具体的に記載されている場合が多く，これが許容範囲となっています。

4 調剤Ⅳ：調剤鑑査

> **一般目標**
>
> 医療チームの一員として調剤を正確に実施できるようになるために，処方せん授受から服薬指導までの流れに関連する基本的知識，技能，態度を修得する。
>
> **到達目標**
>
> **S202**・処方せんの種類，特徴，必要記載事項について説明できる。 技能
>
> **S205**・代表的な医薬品の用法・用量および投与計画について説明できる。
> 　　　　　　　　　　　　　　　　　　　　　　　　　　　　　　知識・技能
>
> **S207**・患者の特性（新生児，小児，高齢者，妊婦など）に適した用法・用量について説明できる。 知識・技能
>
> **S210**・調剤された医薬品の鑑査をシミュレートできる。 技能

4-1 調剤鑑査の手順

Step 1 処方せん鑑査

処方せんの記載具備事項（性別，年齢，診療科等），保険上の義務（保険・公費の追加・変更），処方せん発行日をチェックする。　⮕ Point 1

Step 2 薬歴チェック

薬歴に基づき，前回処方との違い，変更，重複・相互作用等を再チェックする。

Step 3 疑義照会の再検討

疑義照会の内容および結果が適正であったかを再チェックする。

Step 4 処方せんの確認

処方せんを記載通りに読み，どのように調剤し，調剤された薬剤はどうなっているかイメージする。　⮕ Point 2, 3

Step 5 薬袋の確認

処方された薬剤分の薬袋が揃っていることを確認する。また，薬袋に記載すべき事項（患者氏名，用法・用量，投与日数，調剤年月日，調剤し

た薬剤師名，調剤した薬局または病院・診療所の名称および所在地）についてもチェックする。

Step 6 薬剤情報提供文書の確認
薬剤情報提供文書の内容に誤りはないか再チェックする。　　◯ **Point 4**

Step 7 薬剤の取り出し
薬袋ごとに調剤薬を鑑査する。薬袋の記載事項が正しいことを確認し，薬袋の中に入っている薬剤をすべて取り出す。

Step 8 薬剤の確認
声だし指差し確認をしながら，処方せんに記載された薬剤と薬剤名，規格，投薬量が同じであることを確認する。　　◯ **Point 5, 6, 7**

Step 9 調剤ミスの発見
薬袋の記載ミス，調剤ミスを発見した場合には，薬袋に戻さず，ミスがわかるように区別し，残りの鑑査を続ける。1枚の処方せんの鑑査が終了したときに発見したすべてのミスを調剤者に伝え，正しい調剤となるように修正してもらう。

Step 10 薬袋への薬剤挿入
確認が済んだら，患者が取り出しやすく，確認しやすいように薬剤ごとに取りまとめて薬袋に入れる。　　◯ **Point 8**

Step 11 薬剤交付の準備
薬剤が入った薬袋がすべて揃っていることをもう一度確認し，薬剤交付できるように準備する。

■ 調剤鑑査のポイント

Point 1　再チェックという認識ではなく，初めて確認をするという認識をもって行う。

Point 2　自己鑑査はできる限り避けることが望ましい。やむなく行う場合は，なるべく一呼吸をおき，先入観を断ち切る作業（時間をあける，他の調剤をするなど）をしてから鑑査を行う。

Point 3　いくら混雑しても，患者にせかされても，同時に複数の患者の鑑査はしない。

Point 4　薬剤情報提供文書は，常に最新の画像データに更新し，患者に注意

を促すとともに，薬剤師が調剤鑑査するときにも活用する。
- Point 5　調剤過誤を防止するために，できる限り処方の順番に鑑査する。
- Point 6　多規格採用医薬品や調剤過誤を起こした医薬品は一覧表とし，鑑査台に掲示する。また，これらの医薬品が調剤されたときには，処方せんに赤丸をつけるなどの調剤過誤防止策を講じる。
- Point 7　各薬剤のチェックポイント
  - 錠　剤：薬品名，規格，投与数量，パッケージの破損，外観を確認
  - 散　剤：鑑査システムの記録用紙の確認，重量鑑査（1日分，全量），性状，色などの外観，分包数・分包の均一性，混合状態，異物混入などを確認
  - 水　剤：鑑査システムの記録用紙の確認，色などの外観，全量，目盛り，異物混入，薬札・ラベルの記載事項などを確認
  - 点眼剤：ビニール袋に入っているものは必ず中身を出して，薬品名，規格，外観を確認
  - 外用剤：クリーム，軟膏，ゲル剤など基剤の違い，グラム数などを確認
- Point 8　患者が管理しやすいように（服用間違いを防止するために）薬剤ごとに輪ゴムでとめる，ユニパックに入れる，内袋を使用するなどの工夫をする。

5 調剤Ⅴ：計量調剤（散剤）

> **一般目標**
> 　医療チームの一員として調剤を正確に実施できるようになるために，処方せん授受から服薬指導までの流れに関連する基本的知識，技能，態度を修得する。
>
> **到達目標**
> S210・処方せん例に従って，計量調剤をシミュレートできる。 （技能）

5-1　計量調剤（散剤）の手順 （図1）

Step 1 天秤の調整
　水平を確認し，秤量用トレー・薬包紙をのせてゼロ点補正する。

Step 2 スパーテル清拭
　薬剤の秤量ごとにガーゼで1回以上清拭し，ガーゼの上に置く。
　　　　　　　　　　　　　　　　　　　　　　　　　　　　　◯ Point 1

Step 3 乳鉢・乳棒の清拭
　調剤するごとにガーゼで清拭する。清拭した乳棒は，机から転がり落ちないように太いほうを手前側にむけてガーゼの上に置く。　◯ Point 1

Step 4 処方の鑑査
　投与量（特に小児や高齢者），併用薬剤，粉砕の可否や指示などが適正であるかを再確認する。　　　　　　　　　　　　　　　　◯ Point 2

Step 5 薬袋の鑑査
　患者氏名，服薬回数・時期，投薬日数などが適正であるかを再確認する。

Step 6 調剤量の計算
　処方せんに記載された各薬剤の秤量する量（1日量×投薬日数＝全量）を計算する。また，薬剤を混和した場合または乳糖等で賦形した場合の全量も計算する。　　　　　　　　　　　　　　　　　　　　◯ Point 3

Step 7 装置瓶の選択
　スパーテルを右手に持って，秤量しようとしている薬剤と装置瓶のラベ

ルに記載された薬剤名・規格が同じであることを確認して左手でとる。

◯ Point 4

Step 8 散剤の秤量
右手のひらで装置瓶のふたをとり，装置瓶のラベルを確かめながら薬剤を秤量する。

◯ Point 5

Step 9 装置瓶の返却
ふたをし，装置瓶のラベルをもう一度確かめて必ず元の位置に戻す。

◯ Point 6

Step 10 賦形
1包が0.3gに満たない場合，乳糖で1包が0.3gになるように賦形する。ただし，乳糖で変色する薬剤（イソニアジド：黄変）や乳糖不耐性の乳幼児への処方である場合には，デンプンを使用する。

◯ Point 7

Step 11 混和
薬剤が2種類以上の場合や賦形した場合には，乳鉢・乳棒で均一になるようによく混和する。ただし，粒子形の大きく異なる散剤（細粒と顆粒剤など）は分けて分包するため，混和しない。

◯ Point 8

Step 12 薬包紙への分包
分包数（1日服用回数×投与日数）の薬包紙を並べ，均等になるように秤量・混和散剤を分配（手分割）する（手分包の手順については21ページに記載）。

Step 13 分包機による分包
分包機に分包数（1日服用回数×投与日数）を入力し，秤量・混和散剤を投入口に入れ，分包する（分包機の操作手順については21ページに記載）。

Step 14 散剤調剤の終了
正しく分包されているか，分包数および分包中の散剤の均一性を確認し，薬袋に入れる。

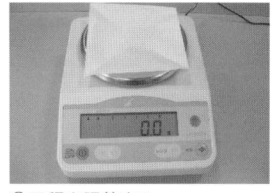

① 天秤を調整する
② 乳鉢をガーゼで清拭する 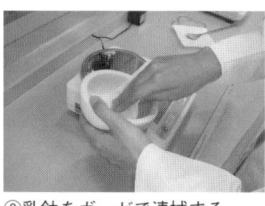
③ 乳棒をガーゼで清拭する 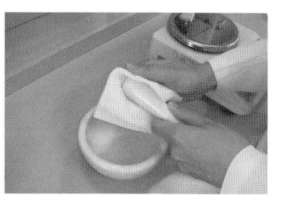
④ 乳棒は落ちないように太いほうを手前側にむけてガーゼの上に置く 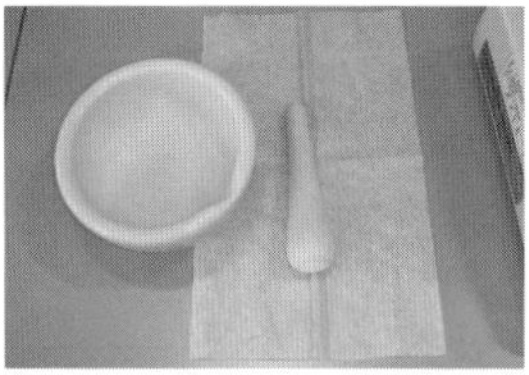
⑤ 秤量しようとする薬剤名・規格とラベルの薬剤名・規格を確かめる 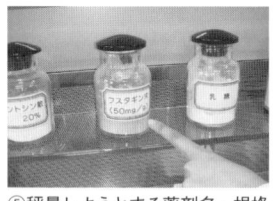
⑥ 左手で装置瓶をとる 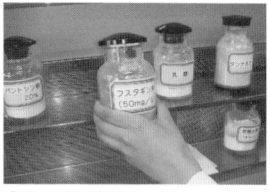
⑦ 右手の腹で装置瓶のふたをとる 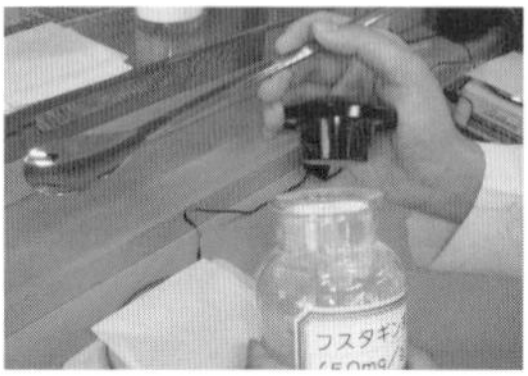
⑧, ⑨ ラベルを確かめながら薬剤を秤量する 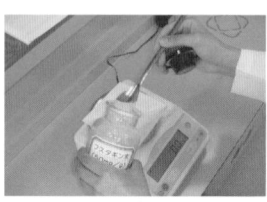 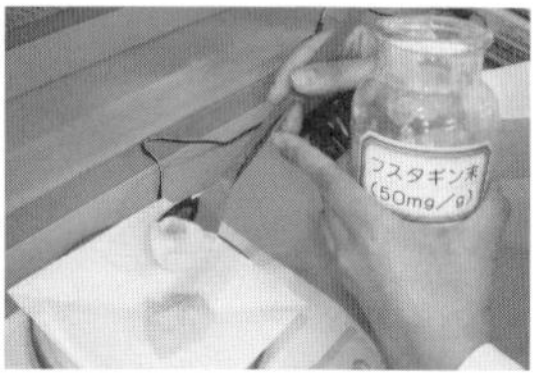
⑩ ふたをし，ラベルを確かめながら元の場所に戻す 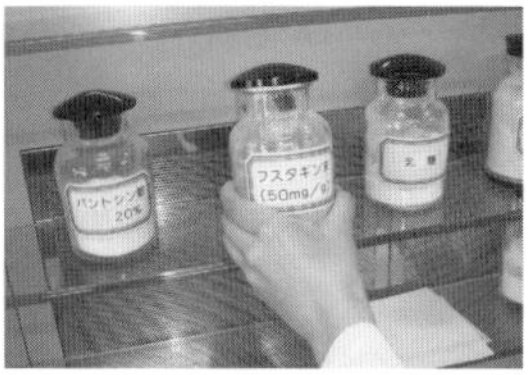
⑪, ⑫ 賦形する場合や薬剤が2種類以上の場合は乳鉢へ移す 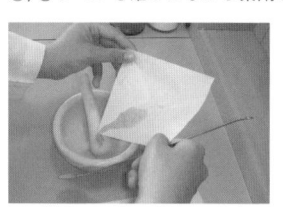 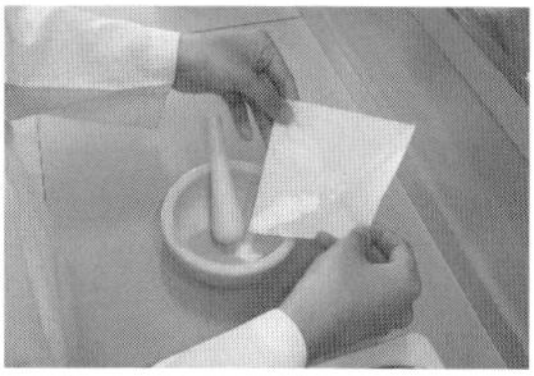
⑬ 賦形する場合や薬剤が2種類以上の場合は乳鉢で均一になるようによく混和する
⑭ 全体が均一になったか確かめる 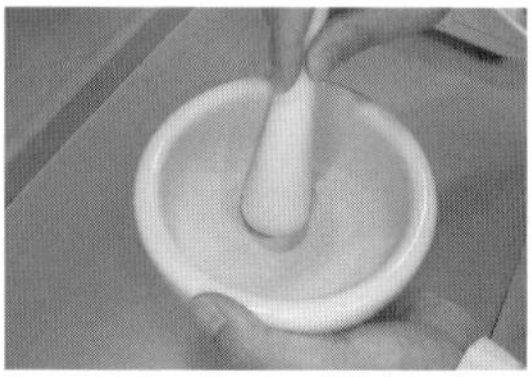
⑮ 混和後，分包する 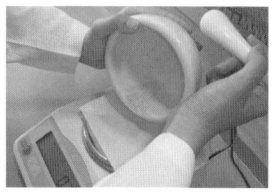

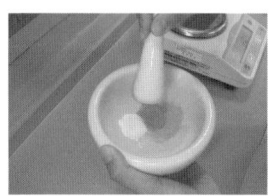

図1 散剤の計量調剤の手順

5-2 散剤鑑査システム使用時の調剤手順

Step 1 処方データの取り込み
散剤鑑査システムに登録されている処方データから該当するデータを選択し，処方せんの患者氏名，処方番号，薬剤名・処方量と照合する。

Step 2 装置瓶データの入力
左手にとった装置瓶のセンサーまたはバーコードなどを散剤鑑査システムに読み込ませる。

Step 3 秤量データの入力
秤量した重量データを散剤鑑査システムに読み込ませる。

Step 4 賦形データの入力
賦形した重量データを散剤鑑査システムに読み込ませる。

Step 5 分包用トレーのデータ入力
秤量・混和した散剤を入れた分包用トレーの情報を散剤鑑査システムに読み込ませる。秤量データを発行し，記録紙を薬袋に入れる。調剤鑑査に活用する。

Step 6 分包機との連動
分包用トレーに登録された散剤情報を読み込ませる。分包機が患者氏名，調剤薬剤名，分包数などを正しく認識したことを確認してから，秤量・混和散剤を投入口に入れ，分包する。

■ 計量調剤（散剤）のポイント

Point 1 コンタミネーションを防止するために，スパーテルや乳鉢・乳棒を清潔に保ち，散剤混和器や分包機の清掃を行う。

Point 2 秤量する前に，同一銘柄や類似名称で成分含有量の異なる散剤がないかを確認する。散剤の性状やにおいなどの特徴も考慮し，どのように調剤するかイメージする。

Point 3 ひとりで調剤を行う場合には，安全管理上，処方せんに計算量を記載したメモを付けておくことが望ましい。

Point 4 計量調剤の場合は，必ず装置瓶のラベルを①取るとき，②秤量するとき，③戻すときの3回確認する習慣を身につける。

Point 5	微量の場合にはスパーテルの柄を軽くたたいて秤量する。散剤の色調や粒子径にも注意する。乳鉢に入れる散剤量は乳鉢の1/3以下であることが望ましい。
Point 6	散剤が複数ある場合は，原則的に処方せんに記載された順にStep 7〜9を繰り返し，秤量する。
Point 7	賦形剤は主薬と重ならないように薬包紙の隅に秤量し，主薬側から乳鉢に入れる。
Point 8	乳鉢は左手のひらで包み込むように，乳棒は右手で箸を持つように持つ（左右は逆でもよい）。乳棒は乳鉢の底面と垂直に保持し，乳鉢と逆方向に回転させる（乳鉢が右ならば，乳棒は左）。乳鉢・乳棒による混和の目安は，乳鉢の中心から外側に10回，次いで逆回りで外側から中心に向かって10回とするが，さらに混和が必要と感じられる場合には，この作業を繰り返し行う。

5-3 装置瓶への散剤充填

- 装置瓶への散剤の充填ミスは，不特定の患者を重篤な状態にする可能性のある調剤過誤である。散剤の充填には細心の注意が必要であり，「2人以上の薬剤師が確認する」,「散剤充填鑑査システムを導入する」などの工夫をする。
- 「装置瓶の薬品名」と「小分け元の容器の薬品名」を照らし合わせ，複数規格がある場合には，その確認も行う。
- 充填は調剤台上で1種類ずつ慎重に行う（複数をまとめて行わない）。
- ほかの薬剤師に確認してもらいながら行うなど，可能な限り2人以上で行うことが望ましい。
- 1人で充填する場合，充填後に充填元瓶と装置瓶（充填先瓶）を一度かごなどに置き，後ほど鑑査して散剤棚に戻す。
- 調剤を中断して充填することは調剤や充填のミスにつながるので避ける。
- 充填は装置瓶内の散剤を使いきってから行うのが原則であるが，調剤の途中で装置瓶内の散剤がなくなる可能性のある薬剤については，調剤の前に充填する。
- 充填後は，所定のノートに充填日時，充填薬品名，充填者，確認者等を記録する。

- 散剤鑑査システムを用いて行う場合はシステムより打ち出された用紙を保存する。

5-4 散剤調剤における工夫

- 装置瓶に薬剤の常用量や配合変化などを表示する。
- 散剤台に小児の年齢・体重別薬用量表や小児科領域における経口用抗生物質の種類と投与量表などを掲示する。

5-5 分包の手順と注意事項

1. 分包機の操作手順

- 散剤鑑査システム
  分包機と連動している場合は，散剤調剤情報を分包機に読み込ませる。
- 散剤鑑査システム
  分包機と連動していない場合は，分包機PCより患者データを選択する。

1) 自動分割包装機—円盤型
- **Step 1** 分包機の投入口を選択し，散剤を入れる。
- **Step 2** スタートボタンを押し，散剤の流れる速度を確認する。

2) 自動分割包装機—往復型
- **Step 1** 投入口の幅を分包数に合わせてセットする。
- **Step 2** 投入口に秤量散剤を入れる。
- **Step 3** 薬剤の量に応じて大小のへらを選び，薬剤が均等になるようにへらで表面を平らにならす。
- **Step 4** へらで均等にならした薬剤を手で倒して（投入口を開けて）受け皿に落とす。
- **Step 5** 薬剤を2段落としで分包する場合は，Step 2～4を繰り返す。
- **Step 6** 最後の薬剤が終了したらスタートボタンを押す。

2. 手分包の手順（＊すべて目測で行う）

- **Step 1** 薬包紙の対角線上を折るようにして，秤量散剤を薬包紙の中央に集める。

Step 2 薬包紙の折り目に沿って一直線にして，ほぼ均等な山形にした秤量散剤を，1日服用回数に目測で等分にする（1日2回であれば2つに，3回であれば3つに分ける）。

Step 3 それぞれの散剤の山を投与日数分に等分する（投与日数が多い場合には，それぞれを半分または1/3に分けてから，さらに小分けする）。

Step 4 小分けした散剤を分包用薬包紙に分配する（スパーテルにすくい取る散剤がほぼ同じになるように）。

Step 5 分配した分包用薬包紙上の散剤の量を微調整し，均等にする。

3．薬包紙の折りかた（図2）

Step 1 散剤を中央に集め，下から散剤を包むように折る。この時，散剤の量に合わせて折り曲げ位置をずらす（通常は5mm程度，多いときはもっと多めにずらす）。

Step 2 散剤が右側にこぼれないように注意しながら薬包紙の左1/3の部分（ア）で内側に折り，続けて右1/3の部分（イ）で内側に折り曲げる（左右の長さを3等分するように）。

Step 3 薬包紙の左右の折り曲げによって散剤が包み込まれ，散剤がこぼれないことを確認する。

Step 4 左端の下から約1cmの部分（ウ）から折り，折り込み部分が薬包紙の下端と並行になるようにする。

Step 5 上辺の下から左1/3の部分（エ）で内側に折り，折り込み部分が薬包紙の下端と直角になるようにする。

Step 6 垂直に折り曲げた薬包紙の先端（カ）が薬包紙の中央先端（キ）に位置するように，垂直に折り曲げた1/2部分（オ）で内側に折り込む。

Step 7 包み込んだ散剤がこぼれないことを確認する。

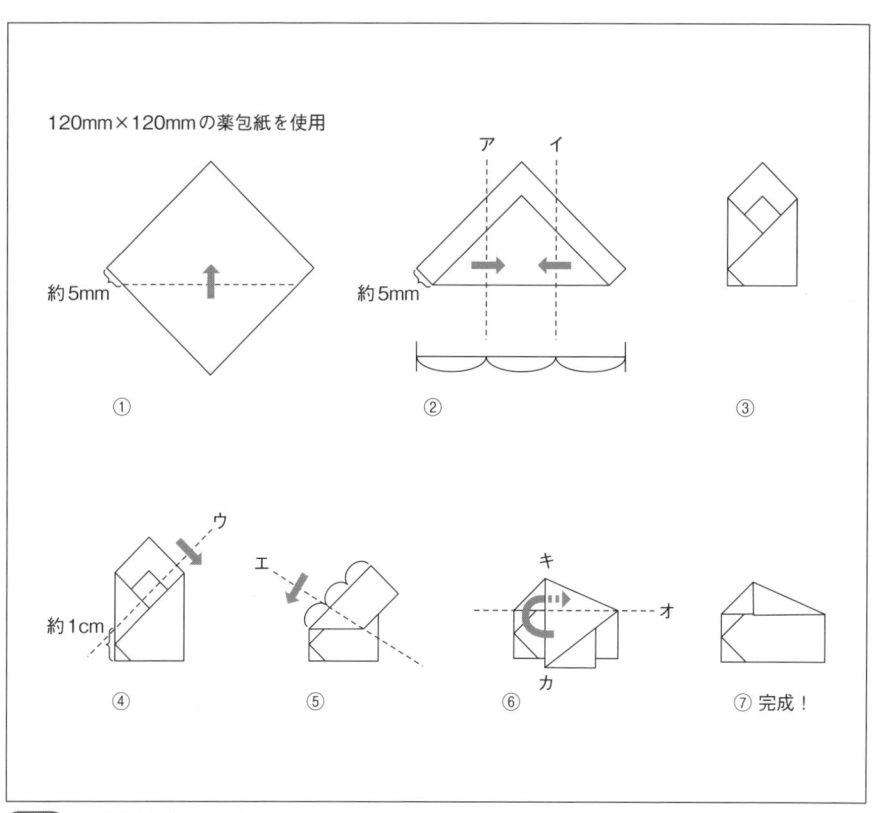

120mm×120mmの薬包紙を使用

図2 薬包紙の折りかた

Q&A

■ 計算

Q 調剤量の計算は，自分が調剤するときのためのメモ書きですよね？

A 調剤の記録を残すことは，自分が調剤する際の計算間違いの防止や鑑査に役立ちます。つまり，自分が見るだけではなく鑑査する薬剤師がその記録紙を見て，計算した調剤量と実際の調剤量が正しいかどうかを確認します。①薬剤の名前，②計算方法，③調剤量，を正確に記載するようにしてください。

■ 天秤の水平確認

  Q 電子天秤の水平の合わせかたは？
  A 電子天秤についている丸い透明な小窓を覗き込み，黒丸の中に気泡が入るように水平を調整してください。なお，水平に調整するためには，ネジになっている天秤の足を回して天秤の左右の高さを調整してください。

■ スパーテルの扱いかた

  Q スパーテルは計った後に拭けば，次の薬剤をそのまま計っていいですか？
  A 拭いた後，手に持っていればそのまま使用してよいです。しかし，机上に置いてしまったり，薬剤を秤量する部分に触れてしまったりした場合は，もう一度拭いてから薬剤を計ってください。

■ 薬剤の選択

  Q 薬剤の3回確認のタイミングはいつですか？
  A ①取るとき，②秤量するとき，③戻すとき，の3回確認してください。すなわち，①取るときは調剤棚から装置瓶を取り出すとき，②秤量するときは秤量する直前，③戻すときは秤量後に調剤棚に戻すとき，の3回装置瓶の表示を確認してください。

■ 秤量

  Q どうやってスパーテルを握ったまま，薬剤の装置瓶のふたを開ければいいのかわかりません。
  A 箸を握るようにスパーテルを持つと，薬指と小指があいていると思います。その2本と手のひらでふたをとってください。ただし，ふたの内側に手が触れないよう清潔な操作に留意してください。

  Q 散剤の装置瓶のふたは台の上に置いてもいいですか？
  A ふたが大きいなどの状況であればふたの内側を上にして置いてもかまいません。ただし，指が触れないよう清潔な操作に留意してください。

  Q 複数の薬剤を秤量する際，2剤目以降のゼロ点合わせは必要ですか？
  A 1剤ごとに確認してください。

> **Q** 1剤ごとに秤量したら乳鉢に入れていいですか？
> **A** 1剤ごとに乳鉢に入れてください。

■ 乳鉢・乳棒の扱いかた

> **Q** 乳鉢を支える左手はどのようにしたらいいですか？
> **A** 手のひらでしっかりと乳鉢を支え，親指は乳鉢の中にかからないように持ってください。

■ 薬剤の混和

> **Q** 右回り10回，左回り10回混和すれば完了ですか？
> **A** 薬剤をこぼさないように乳鉢を傾けて薬剤を動かし，しっかりと混和できているか目で確認してください。混和不十分なら混ざるまで混和を続けてください。

6 調剤Ⅵ：計量調剤（水剤）

> **一般目標**
> 医療チームの一員として調剤を正確に実施できるようになるために，処方せん授受から服薬指導までの流れに関連する基本的知識，技能，態度を修得する。
>
> **到達目標**
> S210 ・処方せん例に従って，計量調剤をシミュレートできる。 技能

6-1 計量調剤（水剤）の手順 (図1)

Step 1 処方の鑑査
投与量（特に小児），併用薬剤などが適正であるかを再確認する。

Step 2 薬札・ラベルの鑑査
患者名，1回服用量，服用回数・時期，投薬日数などが適正であるかを確認する。　　　　　　　　　　　　　　　　　　　　○ Point 1

Step 3 調剤量の計算
処方せんに記載された各薬剤の秤量する量（1日量×投薬日数＝全量）を計算する。また，薬剤を混合した時の全量および1回服用量も計算する。　　　　　　　　　　　　　　　　　　　　　　　　○ Point 2, 3

Step 4 使用器具の洗浄
使用器具（メートグラスなど），適当な投薬瓶を選択し，洗浄する。

Step 5 固形薬剤の水剤調剤
あらかじめ投薬瓶に入れた全量の1/5程度の水（しき水）に固形薬剤を十分に溶解してから，液剤または水を加える。

Step 6 薬剤瓶の選択
メートグラスを左手の親指，人差し指，中指で垂直に持ち，秤量しようとしている薬剤と薬剤瓶のラベルに記載された薬剤名，規格が同じであることを確認して右手で薬剤瓶のラベル部分を持つ。　○ Point 4, 5, 6

第Ⅰ部　実務実習事前学習テキスト

Step 7 水剤の秤量
左手の薬指と小指で薬剤瓶のふたをとり，薬剤瓶のラベルを確かめながら静かにメートグラスに注ぎ，薬剤を秤量する。　　　⇨ Point 7, 8

Step 8 薬剤瓶の返却
ふたをし，薬剤瓶のラベルをもう一度確かめ，必ず元の位置に戻す。
⇨ Point 9

Step 9 加水
1回量が整数にならない場合や目盛り法で投薬する場合には加水する。加水する場合は，まずメートグラス内に残った薬液を少量の水で洗って投薬瓶に加えてから，全量加水調製する。

Step 10 混合調製の確認
全液量の適切性および沈殿の発生や異物の混入を確認したうえで，もれないようにしっかりと投薬瓶のふたをする。

Step 11 水剤調剤の終了
投薬瓶のまわりを清潔にし，薬札を表示，またはラベルを貼る。
⇨ Point 10, 11

6-2　水剤鑑査システム使用時の調剤手順

Step 1 処方データの取り込み
水剤鑑査システムに登録されている処方データから該当するデータを選択し，処方せんの患者名，処方番号，薬剤名，処方量と照合する。

Step 2 薬剤瓶データの入力
右手にとった薬剤瓶のバーコードを水剤鑑査システムに読み込ませる。

Step 3 メートグラスの重量登録
水剤鑑査用天秤の水平確認およびゼロ点補正をする。秤量に用いるメートグラスを水剤鑑査用天秤にのせ，メートグラスの重量を水剤鑑査システムに登録する。

Step 4 秤量データの入力
秤量した水剤をメートグラスごと天秤にのせ，その重量より比重計算した秤量データを水剤鑑査システムに読み込ませる。

Step 5 秤量記録の発行
秤量した水剤データ（記録紙）を発行し，調剤鑑査に活用する。

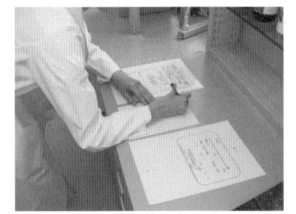

①処方鑑査：投与量，併用薬剤などが適正であるか再確認する

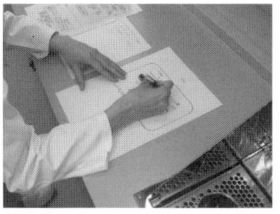

②薬札，ラベルの鑑査：患者名，1回服用量・時期，投薬日数などが適正であるか確認する

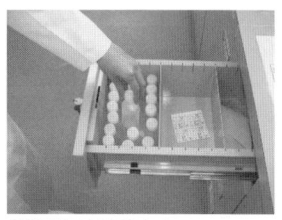

③投薬瓶を準備する

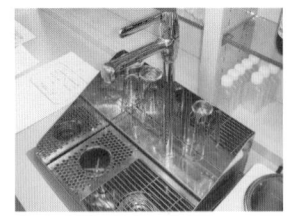

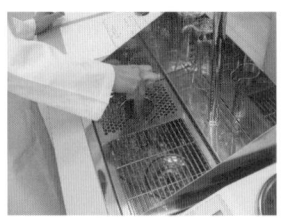

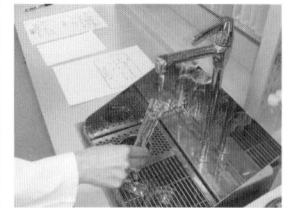

④,⑤,⑥使用器具を洗浄する

⑤

⑥

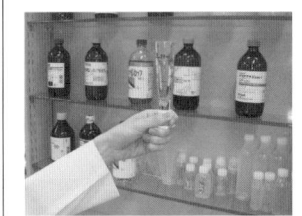

⑦メートグラスを左手で垂直に持ち，秤量する薬剤とラベルの薬剤名，規格が同じであることを確認する

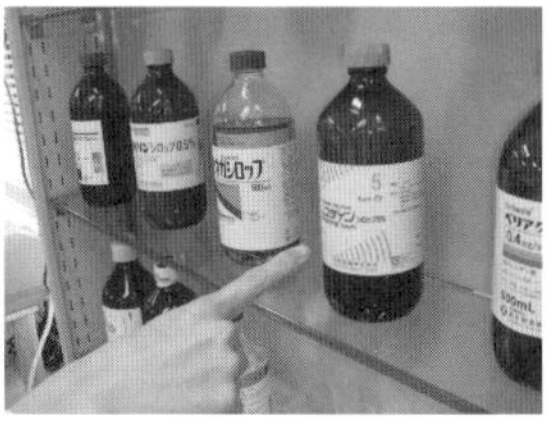

⑧薬剤瓶のラベルを確認する

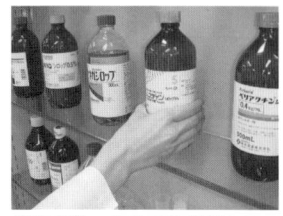

⑨確認後，右手で薬剤瓶のラベル部分を持つ

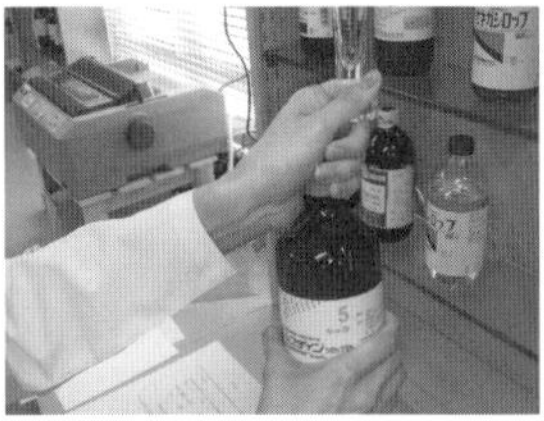

⑩左手の薬指と小指で薬剤瓶のふたをとる

⑪ラベルを確認しながら静かに薬剤をメートグラスに注ぎ，秤量する

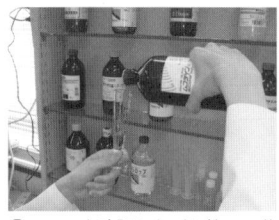

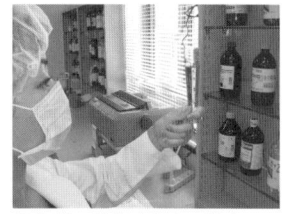

⑫薬剤の量を確認する場合，メニスカスを目線の高さに合わせる

図1 水剤の計量調剤の手順

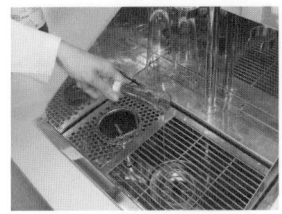

⑬薬剤が多い場合は調整する

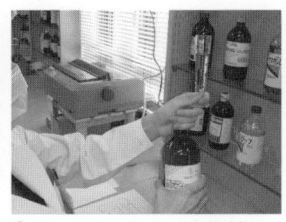

⑭ふたをし，もう一度薬剤のラベルを確かめる

⑮薬剤を元の場所に戻す

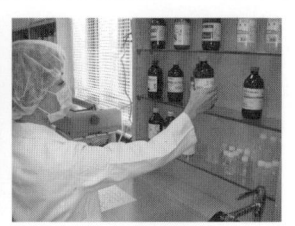

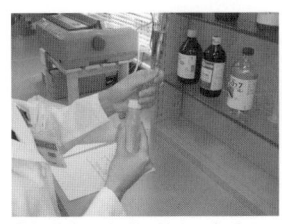

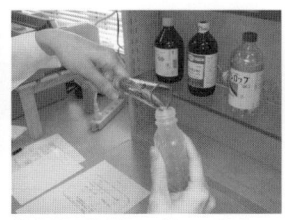

⑯投薬瓶を右手に持ち，左手でふたをあける

⑰薬剤を投薬瓶に静かに移す

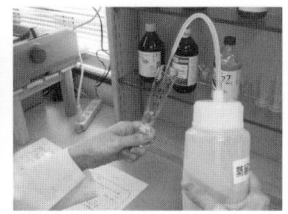

⑱1回量が整数にならない場合や目盛り法での投薬の場合は加水する

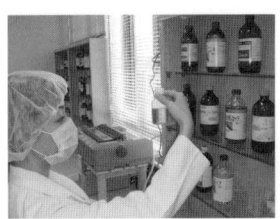

⑲混合調製の確認：全液量の適切性および沈殿の発生や異物の混入を確認したうえでもれないようにしっかりとふたをする

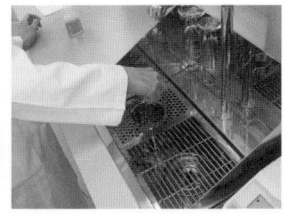

⑳使用した器具を片付ける

6 調剤Ⅵ：計量調剤（水剤）

■ 計量調剤（水剤）のポイント

Point 1 　水剤の調製は，原則，カップ方式で行う。1回量が1mL以上の整数mLとなるように加水し，調製する。ただし，アルファロール液，アルロイドG，イソバイド液，ネオーラル液，マルファ液，ラクツロースシラップは加水しない。また，検査時のトリクロリールシロップも加水しない。投薬瓶はカップ付きを用いるが，1回量が1〜3mLの場合にはスポイト（3mL用）をつける。

Point 2 　7日分までの処方には，500mL瓶の7日分目盛りを用いる。カップ方式を除き，通常，投薬瓶に入れる液剤は7日分以内とする。

Point 3 　秤量する前に，同一銘柄や類似名称で含有量の異なる水剤がないかを確認する。水剤の性状や粘性などの特徴も考慮し，どのように調剤するかイメージする。

Point 4 　薬剤瓶を取るときには，必ず薬剤瓶のラベルの部分を持つ。こうすることにより，分注中に薬剤名が確認でき，たれた薬液がラベルを汚すことを防止することができる。

Point 5 　計量調剤の場合は，必ず薬瓶のラベルを①取るとき，②秤量するとき，③戻すとき，の3回確認する習慣を身につける。

Point 6 　メートグラスは左手の親指，人差し指，中指で垂直に持ち，液面のメニスカス（図2）の下面を目の高さと一致させて秤量する。

Point 7 　原則として，コンタミネーションを防止するため，薬液をメートグラスで量り取る場合には，薬剤瓶の口をメートグラスに接触させない。

Point 8 　過剰に秤量した薬液は薬剤瓶に戻さない。

Point 9 　水剤が複数ある場合は，原則的に処方せんに記載された順にStep 6〜8を繰り返し，秤量する。

Point 10 　水剤ラベルを貼る場合には，患者の目安となる目盛りを隠さないようにする。

Point 11 　外来患者の場合，渡し忘れしないように処方せんの投薬番号に赤丸をつけるなどの工夫を行う。

メニスカス（水際）

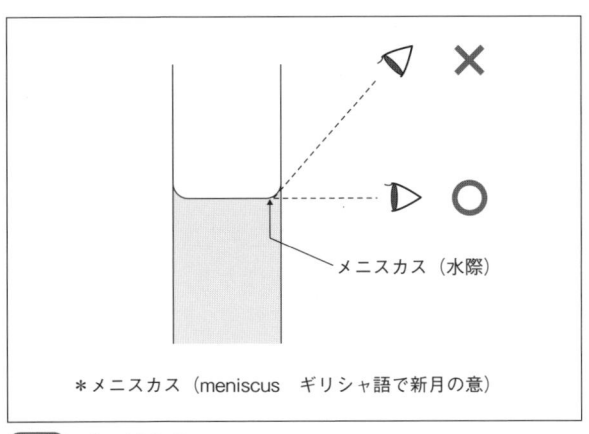

＊メニスカス（meniscus　ギリシャ語で新月の意）

図2 メニスカス

Q&A

■ 計算

Q 調剤量の計算は，自分が調剤するときのためのメモ書きですよね？

A ただのメモ書きではありません。調剤の記録を残すことは，自分が調剤する際の計算間違いの防止や鑑査に役立ちます。つまり，自分が見るだけではなく鑑査する薬剤師がその記録紙を見て，計算した調剤量と実際の調剤量が正しいかどうかを確認をします。①薬剤の名前，②計算方法，③調剤量，を正確に記載するようにしてください。

■ ラベル

Q ラベルを書き間違えたときの対応は？

A 新しいラベルに書き直してください。

■ メートグラスの洗浄

Q メートグラスの洗浄方法は？

A 水道水，あるいは，蒸留水ですすいでください。

Q 複数の薬剤を秤量する際，2剤目以降の薬剤秤量前のメートグラスの洗浄

は必要ですか？
- **A** 洗浄せず，そのまま秤量してかまいません。ただし，配合変化を起こす薬剤を秤量する場合は，必ず洗浄してください。

■ 薬剤の選択

- **Q** 薬剤の3回確認のタイミングはいつですか？
- **A** ①取るとき，②秤量するとき，③戻すとき，の3回確認してください。すなわち，①取るときは調剤棚から装置瓶を取り出すとき，②秤量するときは秤量する直前，③戻すときは秤量後に調剤棚に戻すとき，の3回，薬剤瓶の表示を確認してください。

■ 秤量

- **Q** 「ラベルを上にして秤量する」とはどの程度上に向ければよいのですか？
- **A** 必ずしも真上である必要はありません。液が薬剤瓶をつたったときにラベルにかからない程度に行ってください。

- **Q** 薬瓶の口をメートグラスに接触させてしまった場合の対応は？
- **A** 明らかなコンタミネーションが認められない場合，そのまま調剤してください。ただし，以後十分に注意してください。

- **Q** メートグラスに水剤を過量に秤量したときの対応は？
- **A** 薬剤瓶には戻さずに廃棄してください。

- **Q** 投薬瓶は薬剤を入れる前に洗浄しますか？
- **A** 洗浄滅菌済みの容器を使用する場合，洗浄は必要ありません。

- **Q** 数種類の薬剤を秤量する場合，投薬瓶のキャップはその度にしめるのですか？
- **A** その度にしめてください。

- **Q** 投薬瓶のキャップを落としてしまったときの対応は？
- **A** 新しいキャップを使用してください。

Q 薬剤瓶のキャップを落としてしまったときの対応は？
A 水道水と蒸留水で洗浄し，よく水をきってからキャップをしてください。

Q アスベリンシロップのように泡立ちやすい薬剤が，メートグラスに秤量したときに泡立ってしまったらどうしたらよいですか？
A 少しの泡であれば，泡のない部分でメートグラスの中の薬剤の量を確認してください。ひどく泡立って確認ができない場合は，廃棄して秤量しなおしてください。

■ 混和

Q 混和はどのようにすればよいですか？
A 薬剤の性状に合わせて，数回転倒混和してください。キャップの不具合によるもれの確認のため，また粘度のある薬品を確実に混和するためです。

■ 確認

Q 確認の際の投薬瓶の扱いかたは？
A 投薬瓶の側面の目盛りを手で隠さないように，底面と水面が水平になるように持つ，もしくは水平な机に置いて全量を確認してください。

Q 全量確認は投薬瓶のどこを見ればいいですか？
A 内容量の目盛のある側を使って全量確認してください（図3）。

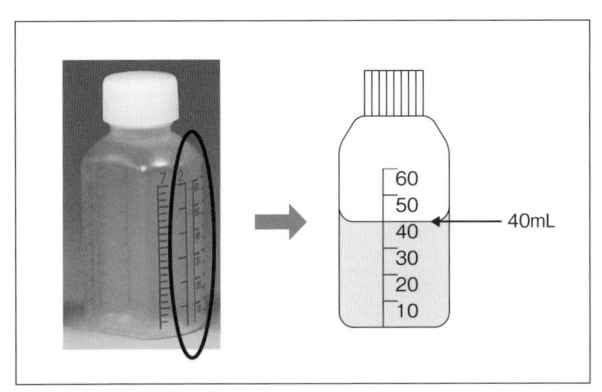

図3 投薬瓶での目盛りの見かた

7 調剤Ⅶ：計量調剤（軟膏混合）

一般目標
　医療チームの一員として調剤を正確に実施できるようになるために，処方せん授受から服薬指導までの流れに関連する基本的知識，技能，態度を修得する。

到達目標
S202 ・処方せんの種類，特徴，必要記載事項について説明できる。　技能
S205 ・代表的な医薬品の用法・用量および投与計画について説明できる。
　　　　　　　　　　　　　　　　　　　　　　　　　　　　　　　知識・技能
S210 ・処方せん例に従って，計量調剤をシミュレートできる。　技能

7-1　軟膏の混合調剤手順（図1, 2）

Step 1 軟膏へら，軟膏板の使用面を消毒用アルコールで清拭する。
Step 2 天秤の水平確認および薬包紙を載せてゼロ点補正する。
Step 3 天秤を水平な机に置き，軟膏板を載せてゼロ点補正する。
Step 4 皮膚外用剤を軟膏板上に秤量する。　　　　　　　　　⇒ Point 1, 2
Step 5 軟膏板上に秤量した軟膏を，軟膏へらで少量ずつ混合していく。このとき，秤量したそれぞれの薬剤の山から少量ずつ等量混合していくようにする。軟膏へらで押しつぶし，伸ばしながら混合する。
Step 6 軟膏つぼ容器の底に空洞ができないように充填する。または空気を抜きながら充填する。
Step 7 充填した軟膏の表面がきれいに平らになっているか確認する。
Step 8 軟膏つぼ容器の周りを拭いてきれいにして，ふたをしめる。

■ 軟膏の混合調剤のポイント

Point 1　本来，皮膚外用剤は薬物の性状や適応疾患および部位を考慮して基剤が選択され，適正な濃度に調製されており，単独で使用すべきも

のであるが，患者のコンプライアンスや使用感を高めるために混合・希釈が避けられない場合も多い。

Point 2 コンプライアンスの向上，ステロイドの副作用軽減，保湿剤などとの混合で相加・相乗効果を期待することを目的として混合する場合においても，分離・変質などの安定性の低下，期待される効果のエビデンスがない，細菌汚染などのコンタミネーション，製造物責任法（Product Liability：PL法）の問題などに十分注意する。

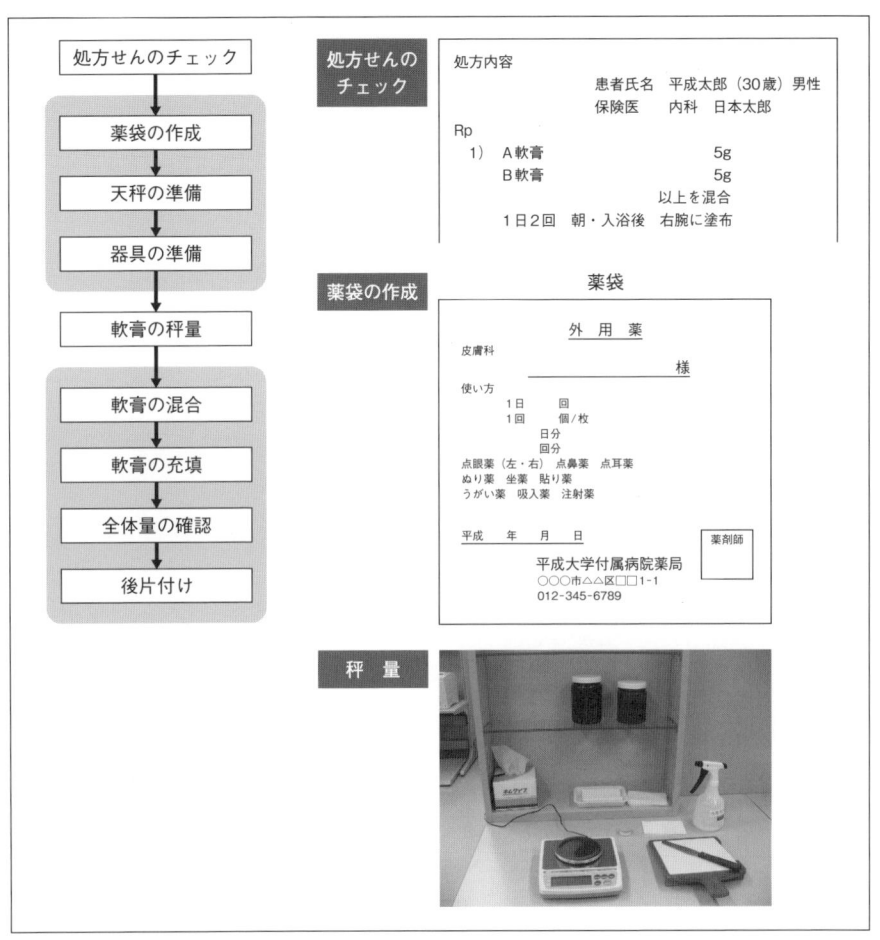

図1 軟膏調剤の流れ

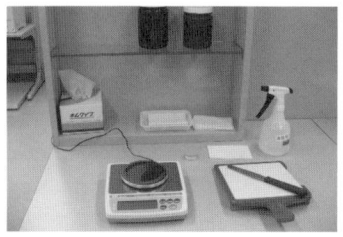

調剤台の配置

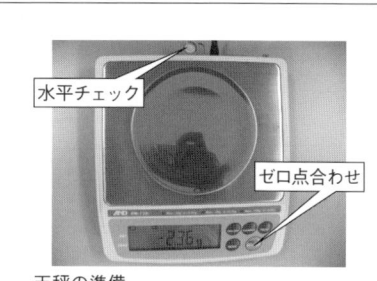

天秤の準備
中の泡が中央に来るように四隅のダイヤルで調整

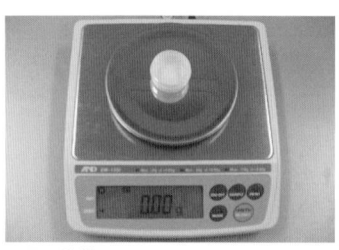

水平チェック
ゼロ点合わせ

器具の準備
- 軟膏板，軟膏へら，軟膏つぼを清潔にする（消毒用エタノールを噴霧したガーゼで清拭，清拭箇所に手を触れない）
- 軟膏つぼ（ふたをしないで本体のみ）を天秤に載せ，風袋をゼロにした後，ふたとともにガーゼに伏せて置く

薬品の秤量
1. 秤量紙（薬包紙を使用）の準備
2. 対角線上に折り目をつける（真ん中は折らない）
3. 天秤に載せ，再度ゼロ点合わせを行う
4. 秤量紙が天秤にかからないように注意
5. 薬剤を正しく選ぶ
6. 薬剤の確認をする（3回確認）→取り出すとき・計るとき・しまうとき 正確に秤量する（軟膏へらを使用，使用したへらはそのつどガーゼで拭く，取りすぎた場合は上部から取って戻す）
7. 2剤目は別の薬包紙を使用

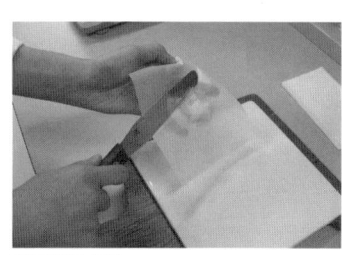

軟膏の混合①
軟膏を薬包紙から残さず軟膏板に移す（薬包紙を手に載せ，軟膏へらですくい取るように）
使用後の薬包紙をゴミ箱に捨てる（軟膏剤を載せた面を内側にして折りたたむ）

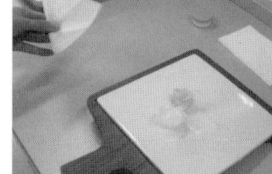

軟膏の混合②
2種類の軟膏を軟膏板上に少し離して移す
使用後の薬包紙をゴミ箱に捨てる（軟膏剤を載せた面を内側にして折りたたむ）

図2 軟膏調剤の手順

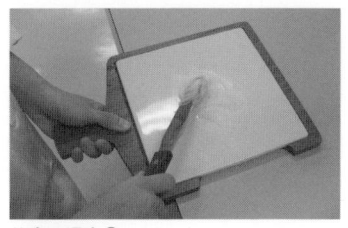

軟膏の混合③
軟膏板は，台のふちに固定する（手に持って混合しない）

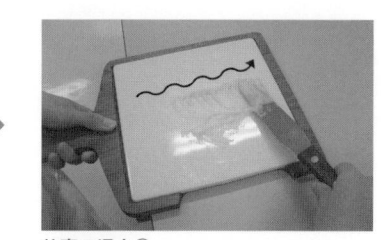

軟膏の混合④
波のようにして均一になるよう十分に混合し，異物が入っていないことを確認する

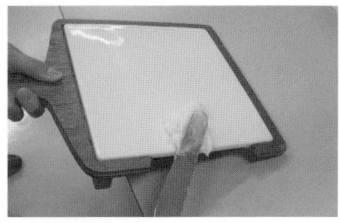

軟膏の混合⑤
展開した軟膏を集め，軟膏板のふちを使って軟膏をかきとる

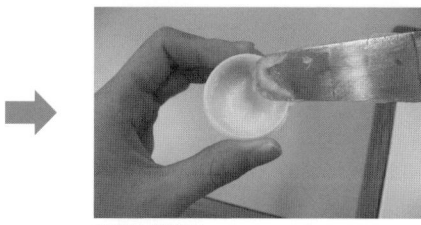

軟膏の充填①
空気が入らないように少量ずつ，軟膏つぼ底面の隅へ充填。徐々に量を増やしながら充填する

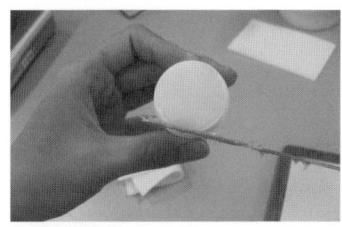

軟膏の充填②
仕上げに軟膏の表面をきれいにすりきる

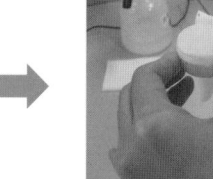

軟膏の充填③
軟膏つぼのねじ部分やまわりに付着した軟膏をペーパータオルでふき取る（使用したペーパータオルはゴミ箱に捨てる）

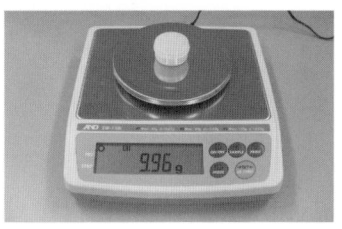

全体量の確認
全体量を確認後，軟膏つぼにふたをする

後片付け
- 軟膏板・軟膏へらに残った薬品をはじめに使用した消毒用エタノールを噴霧したガーゼでふき取る
- 軟膏板・軟膏へらを新たに消毒用エタノールを噴霧したガーゼで清拭する
- 軟膏板・軟膏へらをもとの位置に戻す

Q&A

■ 軟膏混合

Q 粉末や結晶などの固体の薬品を軟膏と混合する方法は？

A 薬品（粉末や結晶）を乳鉢に入れ，有機溶媒（エタノール）などを加えて微細にし，少量の研和補助剤を加えて基剤と同じ程度の稠度にした後，基剤を少量ずつ加えて全質均等としてください。

8 注射剤調剤

> **一般目標**
> 注射剤調製の臨床的意義を理解し，基本的技能を修得する。
>
> **到達目標**
> S210 ・代表的な処方せん例の鑑査をシミュレートできる。 [技能]
> 　　　・処方せん例に従って，計数調剤をシミュレートできる。 [技能]
> S412 ・注射剤の代表的な配合変化を列挙し，その原因を説明できる。 [知識]
> 　　　・代表的な配合変化を検出できる。 [技能]

8-1 注射剤調剤の手順 (S210)

注射剤の調剤は以下の手順で行う。

Step 1 注射剤調剤は，調剤過誤や薬剤破損を防止するために患者ごとにトレイなどを使用して行う。

Step 2 注射処方せんに記載された基本的患者情報（年齢，性別，診療科など），医師コメント，薬剤師コメントを確認する。

Step 3 注射処方せんに記載された薬剤名を上から順に読み，それぞれの剤形・規格・投与量・投与経路・投与速度を確認する。　➡ Point 1, 2

Step 4 前記の Step 2 の情報に基づいて処方された薬剤，用法，投与量が適正であるか判断する。　➡ Point 3

Step 5 配合変化等，併用薬に問題がないか確認する。　➡ Point 4

Step 6 注射処方せんに記載された薬剤が納められている薬品棚・薬剤ケースを確認する。このとき，必ず規格が同じであることも確認する。　➡ Point 5, 6

Step 7 処方された薬剤を取り出す。　➡ Point 7

Step 8 調剤した薬剤（薬剤名，規格，個数）を注射処方せんと照らし合わせて再度確認し，個人セットトレイに入れ，薬剤交付ができるようにする。

■ 注射剤調剤のポイント

Point 1　薬剤名と規格（mgなど）を正確に読む。
Point 2　調剤薬が特定できることが大切で，複数剤形または複数規格が採用されているが，処方せんに規格などの記載漏れがあり，調剤薬が特定できない場合には，必ず処方医に問い合わせをする（補足参照）。院内の処方せんであっても正確に薬剤名，剤形，規格，投与量を記載することが原則である。しかし，院内に1規格しか採用されておらず，「この処方薬剤が採用された規格を調剤する」というような院内の取り決めがある場合などは規格を省略することがある。
Point 3　小児，高齢者および腎機能・肝機能低下患者などに注意する。
Point 4　溶解時のpHが大きく異なる薬剤は，配合変化を起こしやすいので注意する。また，油性薬剤（セルシン注射剤など）には，希釈すると溶解補助剤も希釈され，析出する薬剤もある。
Point 5　多規格ある医薬品の場合などは，薬剤棚に多規格採用していることを明記する。
Point 6　名称の類似，外観の類似など取り間違いやすい医薬品は，薬剤棚に類似薬を採用していることを明記する。また，注意を促すように意識的に医薬品の配置を工夫する。
Point 7　アンプル製剤は，破損しないように取り扱いに注意する。

▶補　足

　注射処方せんは法的に規定がなく，形式および記載事項についても明確な規定はないが，厚生省保険局医療課長通知（平成6年3月16日保険発26号）で，処方せんの形式および記載事項に準拠する必要があるとしている。

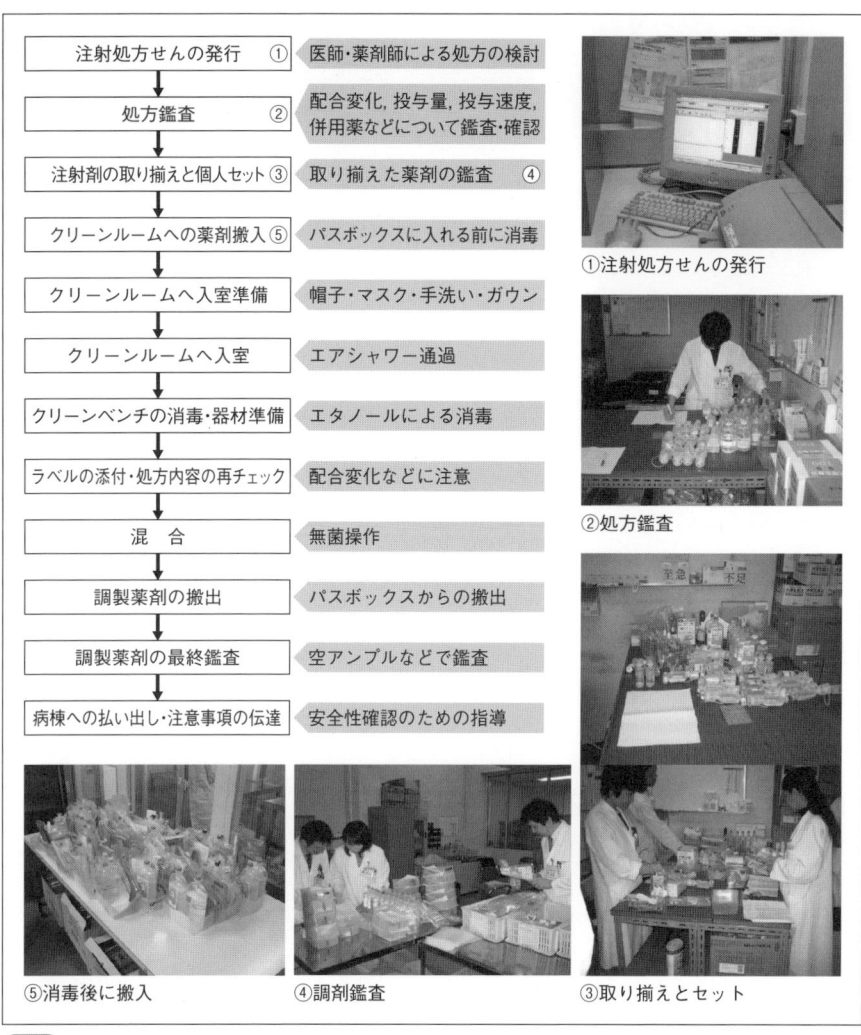

注射処方せんの発行 ①	医師・薬剤師による処方の検討
処方鑑査 ②	配合変化, 投与量, 投与速度, 併用薬などについて鑑査・確認
注射剤の取り揃えと個人セット ③	取り揃えた薬剤の鑑査 ④
クリーンルームへの薬剤搬入 ⑤	パスボックスに入れる前に消毒
クリーンルームへ入室準備	帽子・マスク・手洗い・ガウン
クリーンルームへ入室	エアシャワー通過
クリーンベンチの消毒・器材準備	エタノールによる消毒
ラベルの添付・処方内容の再チェック	配合変化などに注意
混合	無菌操作
調製薬剤の搬出	パスボックスからの搬出
調製薬剤の最終鑑査	空アンプルなどで鑑査
病棟への払い出し・注意事項の伝達	安全性確認のための指導

①注射処方せんの発行
②処方鑑査
⑤消毒後に搬入
④調剤鑑査
③取り揃えとセット

図1 注射剤調剤（計数調剤）からクリーンルームへの入室までの流れ

9 注射剤の無菌操作

一般目標
高カロリー輸液・抗悪性腫瘍剤の調剤における無菌操作の臨床的意義を理解し，無菌操作を行う際の基本的技能を修得する。

到達目標
S411 ・無菌操作の原理を説明し，基本的な無菌操作を実施できる。 知識・技能
・抗悪性腫瘍剤などの取扱いにおけるケミカルハザード回避の基本的手技を列挙できる。 技能
S412 ・注射剤の代表的な配合変化を列挙し，その原因を説明できる。 知識
・代表的な配合変化を検出できる。 技能

9-1 無菌操作のための準備

1. 身だしなみ

Step 1 身だしなみについて
- 服装（手術着）を整え，爪が適切な長さに切りそろえてあるかを確認する。
- 装飾品をはずしてあるかを確認する。
- マニキュア・付け爪などもしていないことを確認する。
- 長い髪はあらかじめ髪留めやゴムなどで束ねておく。

Step 2 マスクと帽子の装着について（図1）
- マスクの上下，表裏を間違えずに，ヒモ，またはゴムを適切に耳にかける。　　　　　　　　　　　　　　　　　　　　○ Point 1
- 鼻と口，あごまでを完全にマスクで覆う。　　　　　○ Point 2, 3
- 帽子から前髪，後髪，もみあげ，耳がはみださないように装着する。

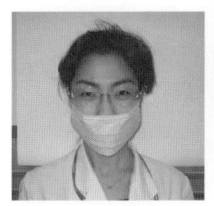

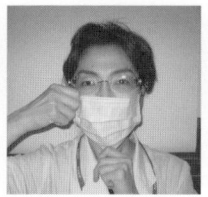

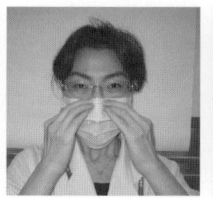

| ①マスクを装着する | ②上下に伸ばしあごにかける | ③ノーズピースを鼻に合わせる | ④髪と耳は帽子で覆う |

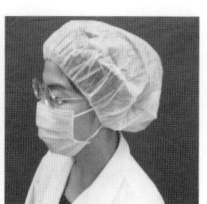

図1 マスクと帽子の装着

■ **マスクと帽子の装着のポイント**

Point 1 ゴムの耳かけ式マスクの場合は，マスク→帽子の順で装着する。ひもで結ぶ形のマスクの場合はその逆の順（帽子→マスク）で装着する。
Point 2 鼻，口，あごを覆うようにプリーツを伸ばす。
Point 3 ノーズピースを鼻に合わせる。

2．衛生的な手洗い

衛生的な手洗いについて（図2）

Step 1 手指，手首全体を流水でぬらしてから，液体石けんを適量とり，手全体になじませる。
Step 2 手のひら，手の甲をこすり洗いする。
Step 3 指先を立てるようにして指先を洗い，爪の間も洗う。爪を洗う。
Step 4 指の間を洗う。
Step 5 親指をねじり洗いする。
Step 6 手首を親指同様，ねじり洗いする。
Step 7 流水にてひじを低く保ちながら十分に洗い流す。
Step 8 流水中は，水がはねないように注意する。
Step 9 ペーパータオル（あるいはディスポーザブル滅菌不織布製手拭きタオル）を2枚取り出し，手関節より末梢部分をまとめ拭きした後，左右1枚ず

9　注射剤の無菌操作

①手をよくぬらす　②石けんをつける　③手のひらを洗う

④手で甲を包むようにして洗う　⑤指も洗う　⑥指先，爪もよく洗う

⑦指の間もよく洗う　⑧親指の周囲をねじり洗いする　⑨手首も洗う

⑩流水でよく流す　⑪ペーパータオルでたたくように拭く　⑫ペーパータオルで蛇口をしめる（閉じる）

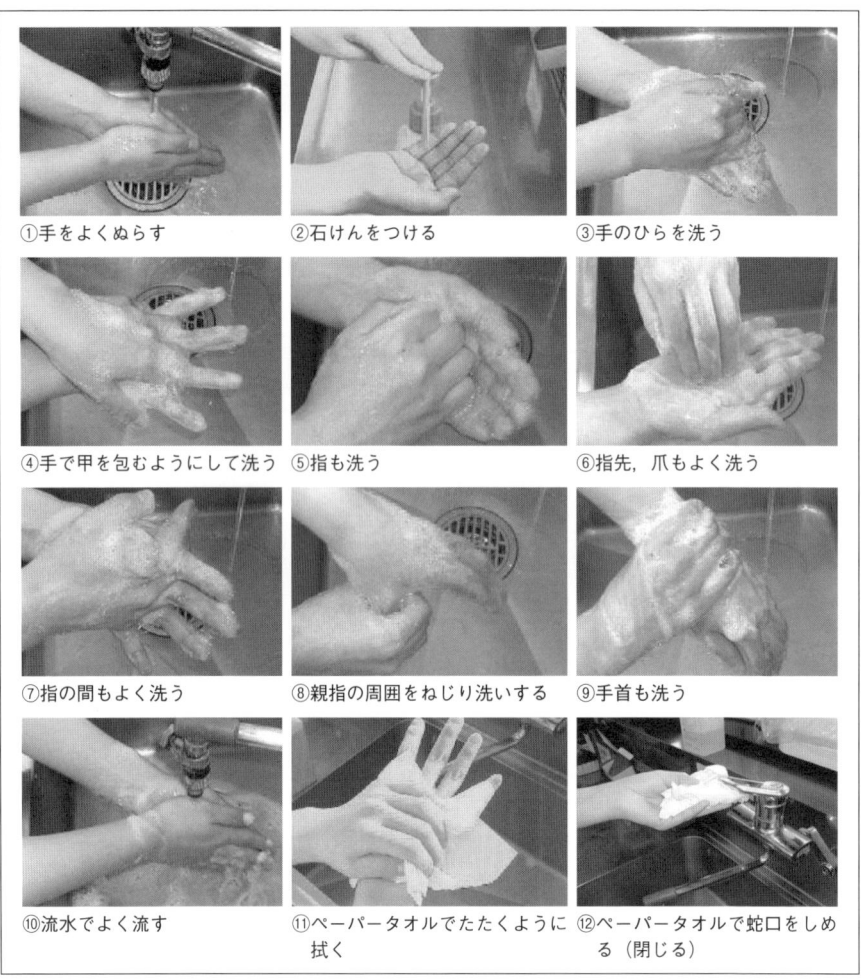

図2 衛生的な手洗い

つ使用してペーパータオルでたたくように拭く。

Step 10 ペーパータオルで蛇口をしめる。　　　　　　　　　　 ⇨ Point 1
Step 11 洗った手はどこにも触れない。　　　　　　　　　　　 ⇨ Point 2

■ 衛生的な手洗いのポイント

Point 1 水道の蛇口（カラン）がノータッチ式でない場合，無菌操作を行う場所の洗面台は，センサー式か，ひじなどで開けるカランであるのが望ましいが，このような設備がない場合は，手を拭いた後のペーパータオルを用いて，手が直接カランに触れないようにしめる。
Point 2 手洗いをした後，図3のように顔や肩などに手を触れる行為は厳禁。

■ 手洗いの基本動作のチェック項目

☐ 半袖の作業着を着用，または長袖の場合，腕まくりしているか。
☐ 時計をはずしているか。
☐ 指輪をはずしているか。
☐ 爪は短く切っているか。
☐ 水道水を2～3秒流してから，手をぬらしているか。
☐ 手を十分にぬらしてから液体石けんをとっているか。
☐ 手洗いの手順が身に付いているか。
☐ 手指全体を強くこすり合わせているか。
☐ 洗面台に手が触れないように洗っているか。
☐ 指先から水が落ちるようにすすいでいるか。
☐ 水がはねないように注意しているか。
☐ ペーパータオルで手を十分に乾燥させているか。
☐ 直接手が触れないように蛇口をしめているか。（Point 1参照）
☐ ペーパータオルをノータッチでゴミ箱に捨てているか。

3. 手袋の装着（図4）

　手袋は最後に装着する。手袋は出来る限りフィットするサイズを選択する。
Step 1　滅菌パックを開け，包装紙の内側に触れないように全体を開く（①）。
Step 2　一方の手の親指と人差し指で，外側に折り返された裾口の端をつまんで

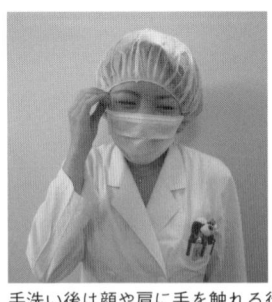

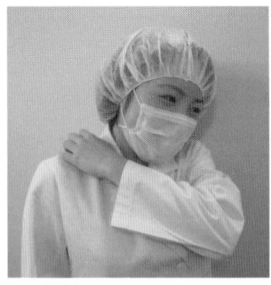

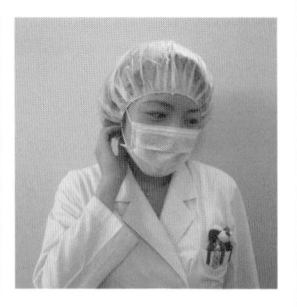

手洗い後は顔や肩に手を触れる行為は厳禁

図3　手洗い後の注意点

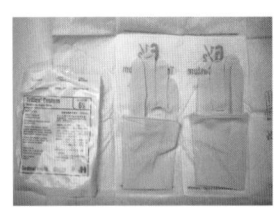

①滅菌パックを開け，包装紙の内側に触れないように全体を開く

②親指と人差し指で裾口の端をつまんで持ち上げる

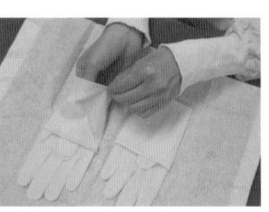

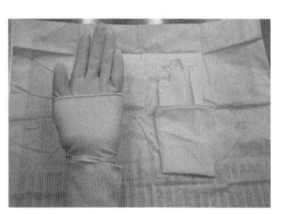

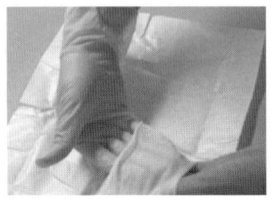

③利き手を手袋に入れる

④手袋を装着した手の指をもう一方の手袋の折り返した裾の内側に入れ，手を手袋に差し入れる

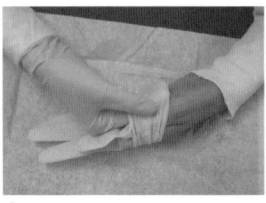

⑤肌にふれないように注意して手袋を装着する

⑥たるみをなくす

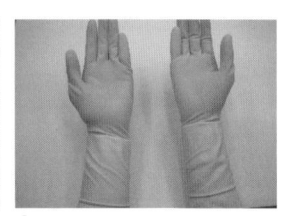

図4　手袋の装着

持ち上げる（②）。このとき，手袋の外側になる部分には触れないように注意する。

Step 3 利き手を手袋に差し入れる（③）。

Step 4 手袋を装着した手の指を，もう一方の手袋の折り返した裾の内側に入れ，手を手袋に差し入れる（④，⑤）。
このとき，始めに手袋を装着した手（写真では左手）が手袋の内側や，まだ手袋を装着していない方の手に触れないように注意する。

Step 5 手袋の折り返しの間に指を入れて，折り返しをのばす。

Step 6 手袋を手にフィットさせ，たるみをなくす（⑥）。

Step 7 いずれにおいても，手袋の指先を無造作に触らないように注意する。

4. 手袋の脱着（図5）

Step 1 片手で，反対の手袋の袖口をつかみ（①），手袋の外側が内側になるように引っ張り出して捨てる（②，③）。

Step 2 手袋をはずした手を反対側の袖口に差し入れ（④），手袋の外側に触れずに，外側が内側になるように引っ張り出して捨てる。

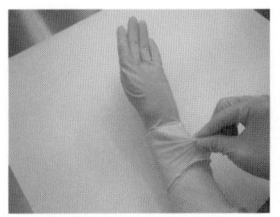

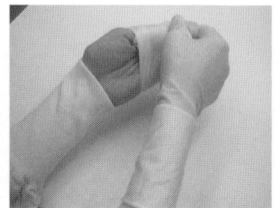

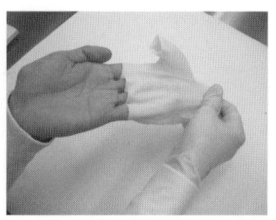

①片手で反対の手袋の袖口をつかむ
②,③手袋の外側が内側になるように引っ張り出して捨てる
④手袋をはずした手を反対側の袖口に差し入れ，外側に触れず外側が内側になるように引っ張り出して捨てる 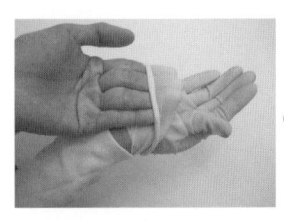

図5 手袋の脱着

9-2　注射剤混合の準備

Step 1　処方の鑑査
投与量（1日量か1回量か），投与方法〔中心静脈（central vein：CV）か末梢静脈（peripheral vein：PV）か〕，投与速度（ワンショットか点滴か），混合薬剤のpH，前回処方からの変更などが適正であるかを再確認する。

Step 2　注射ラベルの鑑査
患者名，病棟名，投与量，投与開始日時，投与方法，投与速度，調剤日などが適正であるかを確認する。

Step 3　混合時の推算
処方せんに記載された各注射剤の合計量を計算する。また，注射剤を混合したときの電解質濃度，糖濃度なども計算し，ガイドラインから逸脱していないかを確認する。

Step 4　クリーンルームへの搬入
注射剤セットトレイにまんべんなく，上，横，底へ十分に消毒用エタノールを噴霧する。噴霧するときはノズルを強く引くと，十分な量が噴霧される。消毒用エタノールを噴霧した注射剤セットトレイをパスボックスに入れる。パスボックスのドアは，しっかりと閉める。処方せんにも消毒用エタノールを噴霧し，パスボックスに入れる。

Step 5　ガウンテクニック
クリーンルームに入室するため，前室にて手術着に着替え，マスクと帽子を着用し（図1），手洗いを行う（図2）。手指が十分乾燥したら，手袋をはめ（図4），エアーシャワーを通過してクリーンルームに入る。クリーンルーム内作業用ガウンを着用する（図6）。　　　　◯ Point 1

Step 6　クリーンベンチの清拭
手袋を消毒用エタノールで消毒する。クリーンベンチ内の隅々に消毒用エタノールを噴霧する。無塵ペーパーを用いて，上方から下方へ，奥から手前側に清拭する。使用した無塵ペーパーは破棄する（図7）。
　　　　◯ Point 2

Step 7　クリーンベンチへの搬入
計数調剤された各注射薬を処方せんと照合し確認する。確認作業は，指差し，あるいは口頭で行う。手袋に消毒用エタノールを噴霧する。薬剤

に消毒用エタノールを噴霧してクリーンベンチ内に入れる。

Step 8　処方せんは調製するときに確認しやすいよう，クリーンベンチの外側に取り付ける。

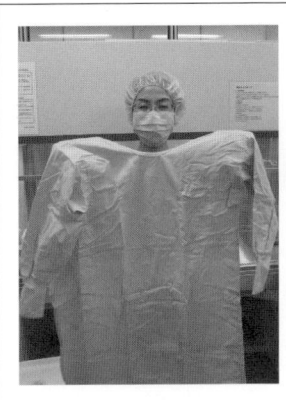

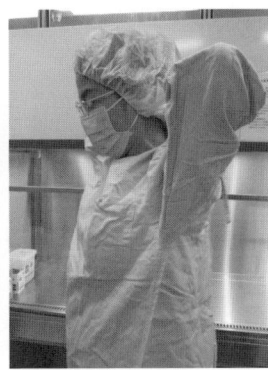

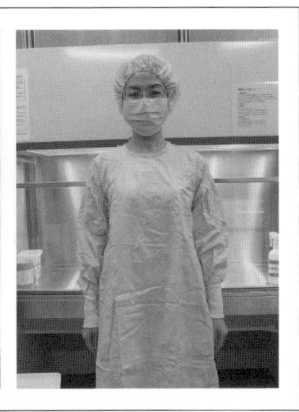

図6　ガウンの装着

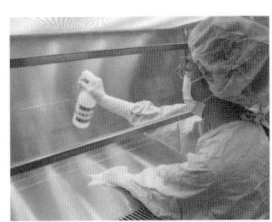

①クリーンベンチ内の隅々に消毒用エタノールを用いて噴霧する

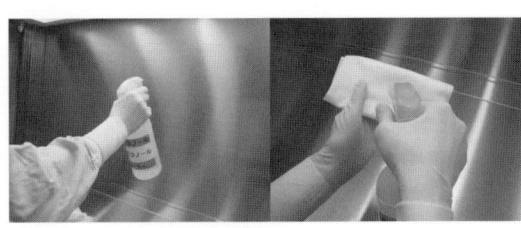

②無塵ペーパーを用いて清拭する

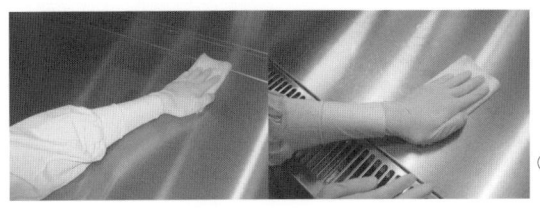

③無塵ペーパーを用いて上方から下方へ，奥から手前に清拭する

図7　クリーンベンチの清拭

9　注射剤の無菌操作

■ 注射剤混合の準備のポイント

Point 1 無塵ガウンを着用し，着用後，手袋を袖にかぶせる。再度，身だしなみをチェックする。

Point 2 クリーンベンチ（安全キャビネット）の準備として，調製開始前15～30分間空運転する。

9-3 無菌操作の手順

操作開始前に手袋を消毒用エタノールで消毒後，クリーンベンチ内に手を入れ，作業は少なくともクリーンベンチの端から10cm以上内側で行う。

Step 1 注射針挿入部位の消毒

バイアルキャップおよび輸液バッグシールをはずした後，ゴム栓部分を消毒用エタノール綿あるいは消毒用エタノールを噴霧することによって清拭する（図8）。

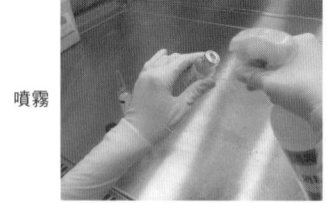

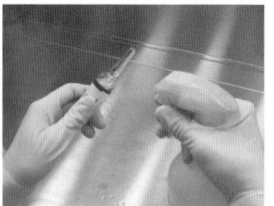

噴霧

バイアルキャップおよび輸液バッグシールをはずし，ゴム栓部分に消毒用エタノールを噴霧

清拭

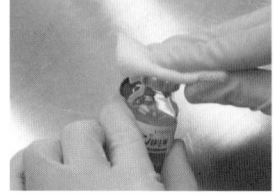

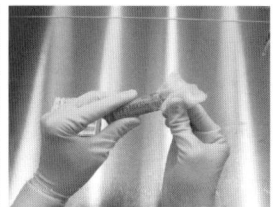

消毒用エタノール綿で清拭する

図8 注射針挿入部位およびアンプルの消毒

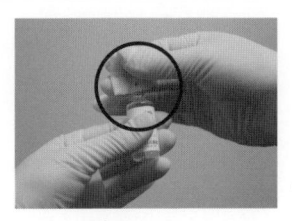

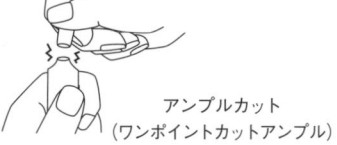

アンプルはワンポイントカットが大部分である。カット部分を消毒用エタノール綿で消毒し，消毒用エタノール綿をはずして（または消毒用エタノール綿の上から）カットする。ガラス片の混入には注意する

図9 アンプルカット

Step 2 アンプルカット
アンプルは薬液が頭部部分に残っていないかを確認し，残っているようなら，頭部部分を指ではじいて，落とす。頭部のカット部分を消毒用エタノール綿あるいは消毒用エタノールを噴霧することによって清拭する（図8）。ワンポイントカットアンプルの場合は，マークを手前に向ける。イージーカットアンプルは特に注意する必要はない。片方の手でアンプルの胴部分を親指と人指し指と中指で固定し，もう一方の手の親指と人指し指と中指でアンプルの頭部分を向こう側に押しながらつまみ上げる。カット部分から両手が離れるように力を加え，ガラス片の混入に注意してカットする（図9）。 ⇒ Point 1

Step 3 注射器の準備
注射器に注射針18Gゲージを取り付ける。注射器の内筒（プランジャー）や針管に手が触れないように注意しながら，安全に注射針のキャップをはずす。 ⇒ Point 2, 3, 4

Step 4 アンプルからの吸い取り（図10）
アンプルカット部分に針先や指などが触れないよう注意しながら，アンプル中の薬液をシリンジに吸い取る。 ⇒ Point 5, 6

Step 5 バイアル中の薬剤の溶解
溶解液を入れた注射器の針をコアリングに注意してバイアルのゴム栓に対して垂直に刺し込み，バイアル内に溶解液を入れる（図11）。このとき，バイアル内が過剰に陽圧にならないように内筒（プランジャー）を

9 注射剤の無菌操作

図10 アンプルからの吸い取り

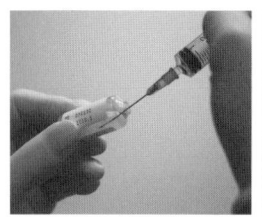

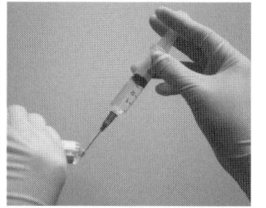

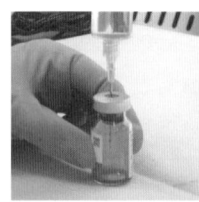

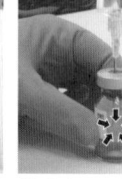

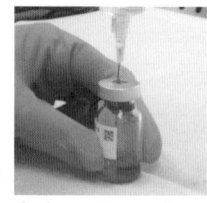

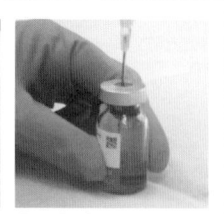

カットしたアンプルを10秒以上静止させた後，アンプルをゆっくり傾け，注射針がアンプルの外側に触れないよう，アンプル内に挿入し，吸入する

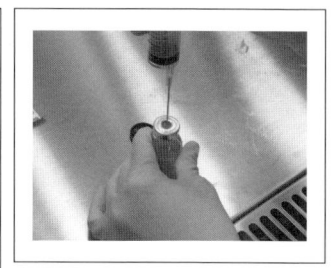

図11 バイアル内への溶解液の注入

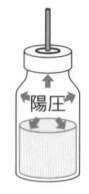

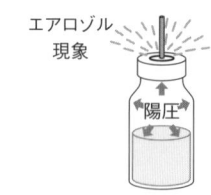

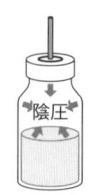

図12 バイアル内圧とエアロゾル現象

①バイアルに垂直に差し込む
②バイアル内を陰圧にする
③プランジャーを離し，溶解液を注入する
④再度プランジャーを引き上げた後に離す

エアロゾル現象
陽圧
陽圧
陰圧

引き，その後溶解液を注入することで，バイアル内が過剰に陽圧になることを防止する（図12）。薬液があわ立たないように注意しながら，薬剤が完全に溶解するまで静かにバイアルを振盪する。
⊃ Point 7

Step 6 バイアルからの吸い取り（図13）

薬剤が完全に溶解していることを確認し，バイアル内の薬液を吸い取る。この際注射筒等に注入容量と等量の内容気体をバイアル内に注入した後，吸い取る。内容気体をバイアル内に注入する場合には，薬液がエ

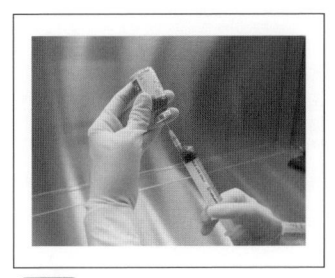

図13 バイアルからの吸い取り

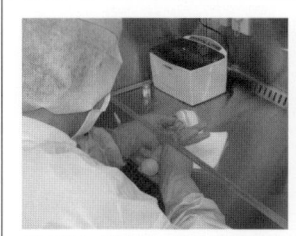

コアリング防止に最大の注意を払う

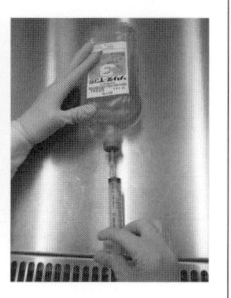

図14 輸液バッグへの注入

アロゾル化しないように，過剰な陽圧にならないように注意する．薬液の吸い取りが終了したら，バイアルから注射針を垂直に抜く． ● Point 8

Step 7 輸液バッグへの注入

薬液を入れた注射器の針を輸液バッグの注入口に対して垂直に刺し込み，輸液バッグ内に薬液を入れる（**図14**）．薬液の注入が終了したら，注入口から注射針を垂直に抜く．
● Point 9

Step 8 使用注射針の廃棄と滅菌キャップの取り付け

使用した注射針はリキャップせず，直接セーフティボックスに廃棄する．アンプルカットした部分やバイアルのゴム栓部分がまわりに触れないように，また，破損しないように注意して廃棄する．混合した輸液バッグの注入口を消毒用エタノール綿で清拭し，滅菌キャップをつけてクリーンベンチから取り出す（**図15**）．

Step 9 クリーンベンチ内の片づけ

調製がすべて終了したら，クリーンベンチの清拭をする．手袋を消毒用エタノールで消毒し，クリーンベンチ内の隅々に消毒用エタノールを噴霧する．無塵ペーパーを用いて，上方から下方へ，奥から手前側に清拭する．使用した無塵ペーパーは廃棄する．

Step 10 混合注射剤の鑑査

注入薬液が混合注射剤内で均一になるよう転倒混和する．色調異常，異物混入，バッグの不備（破損やピンホール，滅菌キャップの装着など）を鑑査する．混合注射剤の重量を測定し，前回重量，推定重量を比較す

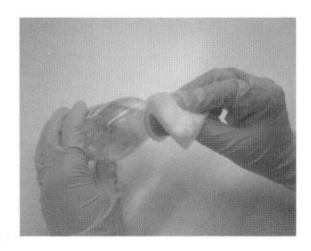

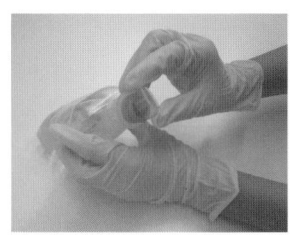

図15 滅菌キャップ

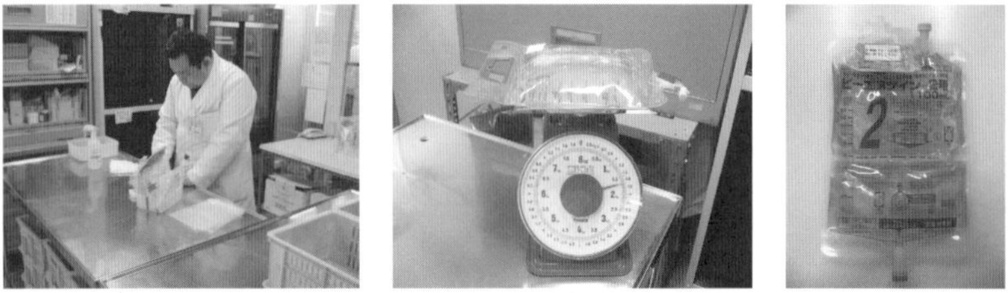

図16 混合注射剤の鑑査
①処方内容と調剤輸液の鑑査
②総量鑑査
③調製された輸液の異物の有無を確認

る。混合注射剤，注射ラベルが注射処方せんと同じであることを確認して注射ラベルを貼る（図16）。

■ 無菌操作の手順のポイント

Point 1 消毒用エタノール綿をアンプルのカット部分の背部に当てないで，カットする場合もあるが，この場合は，アンプル内にガラス片が混入する可能性が高いので，カット後，30秒くらいはガラス片が沈むまで，静止させておく。

Point 2 注射器は使用容量が70％未満となるような規格を選択する。

Point 3 混合には18G（ゲージ）の注射針を使用する。注射器の外袋，次に注射針の外袋を半分だけめくり，注射器の内筒の先を摘み，取り出

す。注射針は外袋に入れたまま注射器を取り付ける。
Point 4 注射針のキャップをはずすには，片手に注射器ともう片手にキャップを持ち，1/8回転以上ねじらないように注意しながら左右に引く。
Point 5 薬液や輸液バッグの無菌部分が汚染されないように，針先や注射器と注射針のジョイント部分には触れないようにする。
Point 6 針先は，アンプルの底まで挿入せず，真ん中あたりまで挿入させ，針穴をアンプルの壁に当てて薬液を抜き取る。アンプル内からガラス片を吸わないように注意する。
Point 7 バイアルや輸液バッグへの穿刺時にコアリングに注意する（図17，18）。
Point 8 空気抜きは作業状況に合わせて行う。シリンジの目盛で薬液量を測るときにはしっかりと空気を抜いて，針先まで薬液が満たされた状態で，ガスケットが外筒に接している最先端と目盛りの計測端を合わせる。溶解のためのみであれば，溶解量を採取後，軽く空気抜きを行う（図19）。
Point 9 常に液もれがないか確認する。

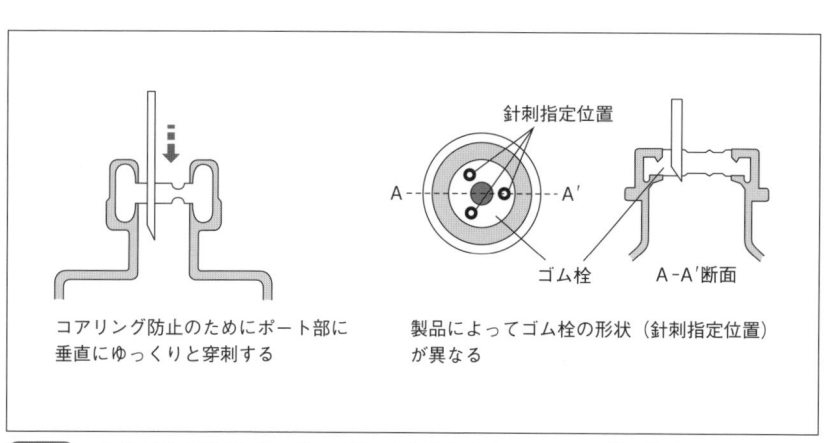

図17 バイアルや輸液バッグへの穿刺時の注意とコアリングの防止

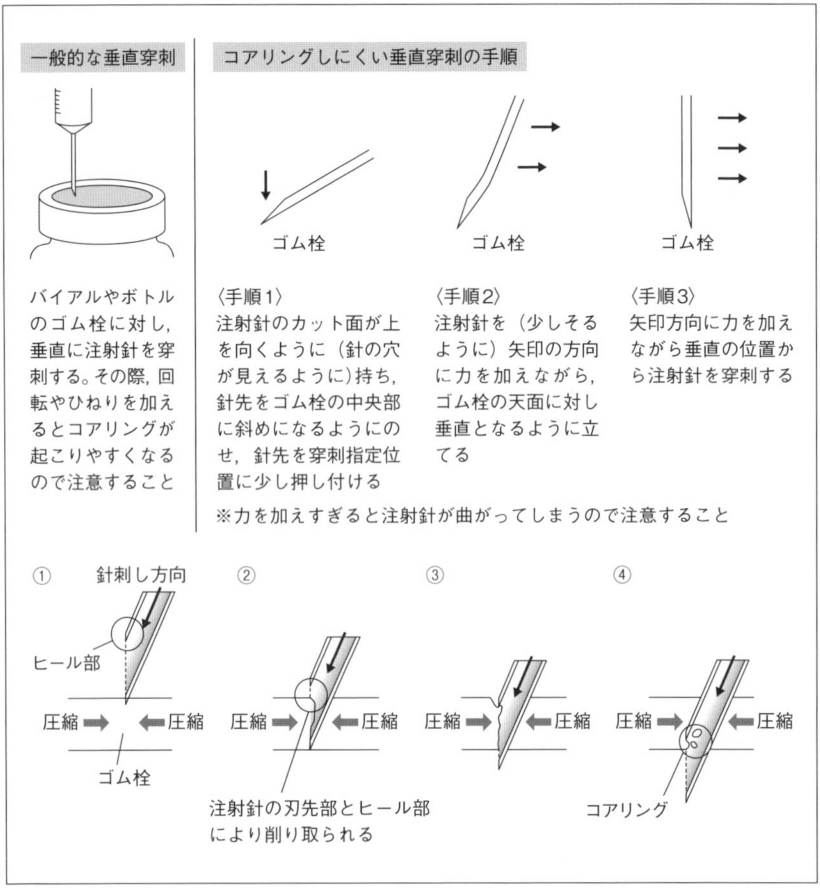

一般的な垂直穿刺	コアリングしにくい垂直穿刺の手順

一般的な垂直穿刺：バイアルやボトルのゴム栓に対し，垂直に注射針を穿刺する。その際，回転やひねりを加えるとコアリングが起こりやすくなるので注意すること

〈手順1〉
注射針のカット面が上を向くように（針の穴が見えるように）持ち，針先をゴム栓の中央部に斜めになるようにのせ，針先を穿刺指定位置に少し押し付ける

〈手順2〉
注射針を（少しそるように）矢印の方向に力を加えながら，ゴム栓の天面に対し垂直となるように立てる

〈手順3〉
矢印方向に力を加えながら垂直の位置から注射針を穿刺する

※力を加えすぎると注射針が曲がってしまうので注意すること

① 針刺し方向／ヒール部／圧縮／ゴム栓
② 注射針の刃先部とヒール部により削り取られる
③
④ コアリング

図18 コアリングの起こりにくい穿刺方法

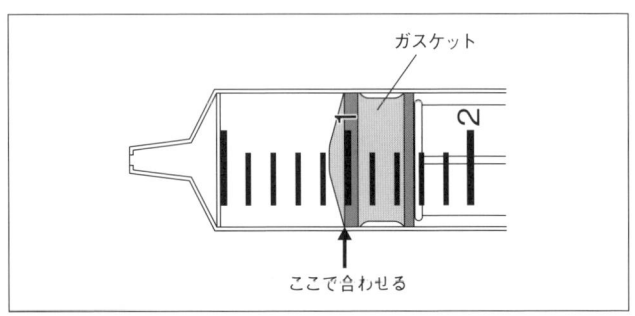

ガスケット
ここで合わせる

図19 シリンジ内の空気抜き

9-4 連結管を使用した輸液バッグへの注入 (図20)

多量の薬液を注入する場合や，輸液内容液を一部廃棄する場合には連結管を用いると安全かつ便利である。

Step 1 9-2 **注射剤混合の準備**に準じて，クリーンベンチ内へ連結管など必要なものを入れる。

Step 2 図20に示すように，連結管を無菌的に取り出す。

Step 3 一方の輸液バッグに針を刺入する。この場合，針先はアルコール消毒しない。もう一方の輸液バッグに針を刺入し，連結する。　　　◯ Point 1

Step 4 一方の輸液をクリーンベンチ内の吊り下げ棒のフックに掛ける。

Step 5 混合終了した輸液バッグの注入口部分から針を抜き，注入口部分を消毒用エタノール綿で清拭する。　　　◯ Point 2

Step 6 9-3 **無菌操作の手順**Step 8に準じて，使用した注射針を廃棄し，滅菌キャップをつけてクリーンベンチから取り出す。以下，**9-3 無菌操作の手順**Step 9, 10に準じて行う。

①連結管を無菌的に取り出す　　②一方の輸液に針を刺入する
③もう一方の輸液に針を刺入する　　④連結終了

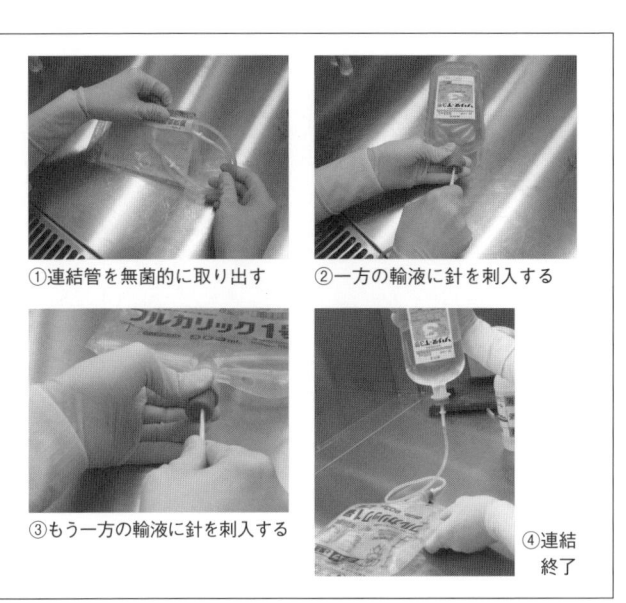

図20 連結管を使用した場合の輸液バッグへの注入方法

■ 連結管を使用した輸液バッグへの注入のポイント

Point 1　連結管の針は太いのでコアリング，液もれに注意する。
Point 2　輸液セットのプライミング時の穿刺が連結管穿刺部位と重ならないように看護師に穿刺部位がわかるよう外側にマークする。

9-5　抗悪性腫瘍剤の無菌操作の手順

　抗悪性腫瘍剤調製の際には薬液との接触（被曝）や作業環境の汚染に最大限注意を払う。安全キャビネットの設置場所は無菌室内，クリーンルーム内が理想であるが，少なくとも，注射薬調製業務専用の出入りの少ない部屋に設置する必要がある。

Step 1　抗悪性腫瘍剤は細胞毒性があるため，安全キャビネット内で調製する（図21）。

Step 2　防護の装着
　　　　　手袋は2枚重ねて装着し，防護ガウン，マスク（フィルタ付マスク），

設置場所は無菌室内，クリーンルーム内が理想であるが，少なくとも，注射薬調製業務専用の出入りの少ない部屋に設置する必要がある

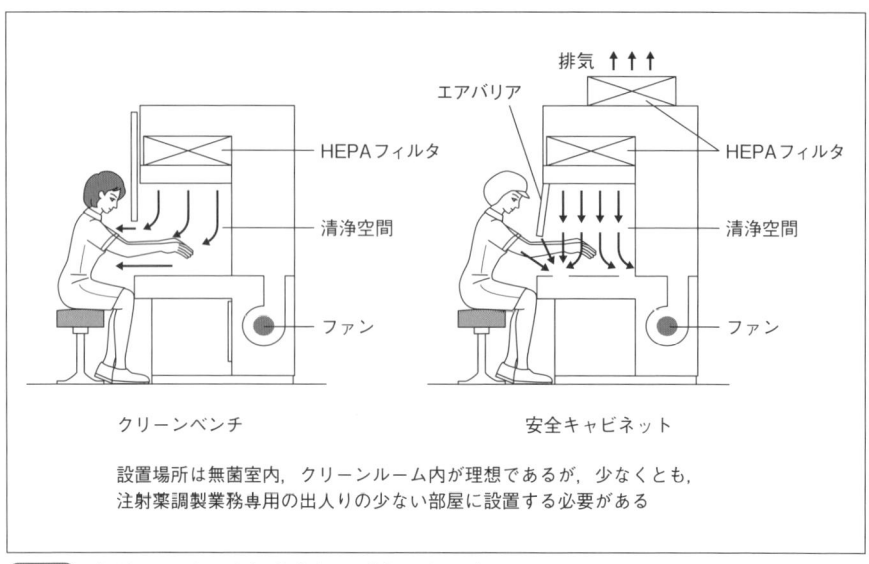

図21　クリーンベンチと安全キャビネットの違い

防護メガネ（ゴーグル，フェイスシールドでもよい）や保護キャップを正しく装着する（図22）。

Step 3 作業の準備

吸水シート（安全キャビネット内に敷く），シリンジ（ルアーロック式），針（薬液を高圧で注入しないよう18Gまたは20Gのものを使用），廃棄用ふた付ディスポ式コンテナ（専用の廃棄箱に廃棄する）や流し台（被爆したとき直ちに洗い流せるように設置）を準備する（図23）。

Step 4 注射針挿入部位の消毒，アンプルカット，アンプルからの吸い取り，バイアル中の薬剤の溶解，バイアルからの吸い取りおよび輸液バッグへの

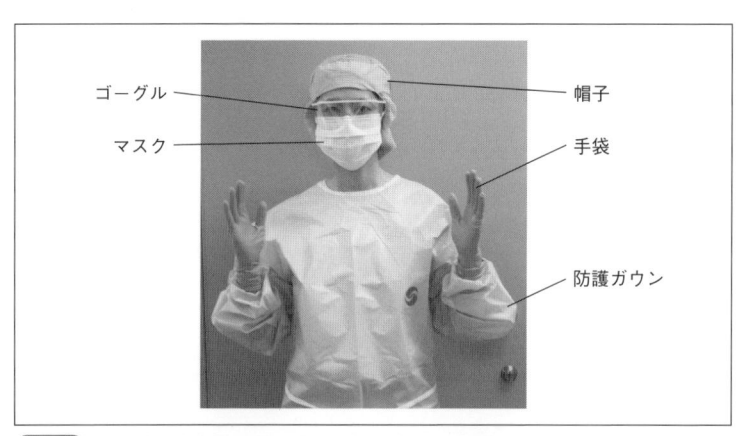

図22 抗悪性腫瘍剤の取り扱い時の適切な装備

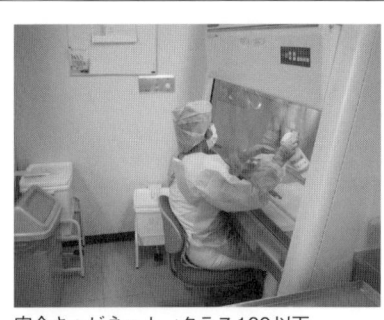

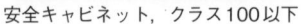

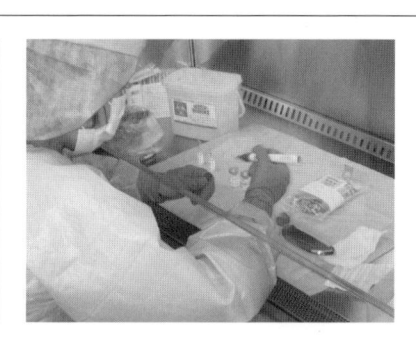

図23 作業の準備

9 注射剤の無菌操作

注入は，基本的に高カロリー輸液の調製に準じて行う。　　　◯ Point 1

Step 5　安全キャビネット内の片づけや混合注射剤の鑑査も高カロリー輸液の調製と同様である。

■ 抗悪性腫瘍剤の無菌操作の手順のポイント

Point 1　抗悪性腫瘍剤は細胞毒性を有しているので調製者はもとより，調製したボトルなどを取り扱う医療従事者に及ぼす影響を十分考慮し，安全性を確保しなければならない。
　　　　　特にバイアルに薬液を注入する場合は，過度の陽圧がエアロゾルの発生を招き，調製者が被曝する可能性が高いため，シリンジ内のエアーと置換しながら溶解を行い，バイアル内が陽圧にならない操作を行う（図12参照）。

Q&A

■ **無菌操作**

Q　アンプル内の液をこぼしたときは，どのように対処すればよいですか？
A

1. **抗悪性腫瘍剤以外の場合**
   ①最初にこぼした液を広げないように消毒用エタノール綿でふき取ります。
   ②消毒用エタノール綿を替えて同じことを2〜3回繰り返してください。
   ③クリーンベンチ内全体に液が飛び散った場合は，クリーンベンチ内からすべてのものを取り出して，汚れを洗い流します。その後は，「クリーンベンチの清拭」，「クリーンベンチ内への搬入」の手順に準じて行ってください。

2. **抗悪性腫瘍剤の場合**
   ①手袋をしていても，こぼれた液に直接ふれないように注意します。
   ②安全キャビネット内に貼ってある吸水シートを取り替えます。汚染がひどい場合には，吸水シートを2枚（上，下）とも取り替えます。
   ③手袋を取り替えて，無菌操作の手順に準じて行ってください。割り箸な

どを利用して，こぼれた液を吸い取る（ふき取る）こともあります。

Q バッグのゴム栓やバイアルのゴム栓等を消毒用エタノール綿で清拭する場合，消毒用エタノール綿はそのつど取り替えたほうがよいですか？
A 注射針挿入部位を消毒用エタノール綿で清拭する場合，注射針挿入部位の清拭ごとに消毒用エタノール綿は取り替えたほうがよいです。

Q 混注中に注射針がクリーンベンチ内の壁にあたってしまった場合の対応は？
A 注射針を新しいものと交換してください。

Q 注射剤調製の途中で，注射針に指を接触させてしまった場合の対応は？
A 手当てをしてから，最初から注射剤調製をしてください。

Q 輸液調製後，混注した輸液内にコアリングのゴム片を発見した場合はどうすればよいですか？
A 再度新しく調製してください。

■ 置きかた

Q 医療現場で調製された輸液の置きかたは？
A ナースステーションで注射剤混合調製をしている施設もありますが，輸液バッグを立てて置いた場合と横に寝かして置いた場合，輸液容器混合部分の設置角度により付着菌数の差が見られたという報告があります。横に寝かして置いたほうが落下菌の影響は少ないようです。また，風下に向けて置いたほうが落下菌の影響は少ないようです。

（日本病院薬剤師会雑誌，42：671-674，2006）

■ 設備

Q クリーンベンチと安全キャビネットの違いとは？
A クリーンベンチは，注射薬無菌調製用の機器です。クリーンベンチは
　①HEPAフィルタを通して吹き出した空気により製品の保護をします。
　②作業で最も重要な部位は，常に気流上流におきます。

③アルコールによる清拭は，気流の上流から下流に向けて必ず一方通行で行います。
　　④抗悪性腫瘍剤の調製はできません。
安全キャビネットは，抗悪性腫瘍剤の混合作業を行うために使用します。
安全キャビネットは
　　①クリーンベンチとは違い，作業面が陰圧。
　　②エアバリアによって汚染空気が作業者に向かって流れるのを防ぎます。

クリーンベンチ，安全キャビネットのいずれにおいてもベンチ内の清拭手順は以下のように行います。
　　①天面の散光板およびつり下げ棒を清拭する。
　　②奥正面，上から下へ拭く。
　　③左右側面，上から下へ拭く。
　　④前面シャッターの内側，上から下へ拭く。
　　⑤作業台の奥から手前へ拭く。

10 医療面接：患者応対

一般目標
患者の安全確保とQOL向上に貢献できるようになるために，服薬指導などに関する基本的知識，技能，態度を修得する。

到達目標
- **S603** ・インフォームド・コンセント，守秘義務などに配慮する。 態度
- ・適切な言葉を選び，適切な手順を経て服薬指導する。 技能・態度
- **S605** ・服薬指導に必要な患者情報を列挙できる。 技能
- **S606** ・患者背景，情報（コンプライアンス，経過，診療録，薬歴など）を把握できる。 技能
- ・共感的態度で患者インタビューを行う。 技能・態度

10-1 患者応対の手順

- **Step 1** あいさつする。　　　　　　　　　　　　　　　　　⇒ Point 1
- **Step 2** 自己紹介する。
- **Step 3** 患者の氏名を確認する。　　　　　　　　　　　　　⇒ Point 2
- **Step 4** インタビューの目的を話し，同意を得る。　　　　　⇒ Point 3
- **Step 5** 情報を収集する（図）。　　　　　　　　　　　　　⇒ Point 4
  - 患者の主訴・希望，症状（部位，程度，経過），アレルギー歴・副作用歴，既往症，他科受診の有無，使用薬剤（現在，過去），現在使用中の健康食品・サプリメント，喫煙の有無（1日何本），飲酒の有無（アルコールの種類と量）
- **Step 6** 質問がないかたずねる。
- **Step 7** 締めくくりの言葉を言う。　　　　　　　　　　　　⇒ Point 5

ふりがな お名前	
住　所	
電話番号	（　　　　　）

薬の副作用などを防ぐために大切なことですのでご協力をお願いいたします。
読みにくいかた，書きにくいかたはお申し出ください。

該当するものを○で囲んでください。

薬剤師記入欄

① 今までにアレルギーが起きたことがありますか。
　　ない　・　わからない　・　ある　⇒　お薬　食品　花粉症
　　　　　　　　　　　　　　　　　　　　その他（　　　　　　　）

病名
原因物質

② 今までに薬による副作用を経験したことがありますか。
　　ない　・　わからない　・　ある

薬剤名
どうなったか

③ 今回受診された医療機関以外にどこかに通院されていますか。
　　いいえ　・　はい（　　　　　　　　　病院・医院　）

病名
服用薬
OTC
名前

④ 健康食品・サプリメントは摂って（食べて）いますか。
　　いいえ　・　はい　⇒　ビタミン　ダイエット　血液サラサラ
　　　　　　　　　　　　　関節痛改善　その他（　　　　　　　）

購入先

⑤ お酒は飲みますか。　　　　　　　　いいえ　・　はい

⑥ タバコは吸いますか。　　　　　　　いいえ　・　はい

⑦ 自動車の運転はなさいますか。　　　しない　・　する

⑧ 女性のかたにおたずねします。
　　妊娠していない　・　している
　　授乳していない　・　授乳中

⑨ もし，あなたに副作用等が起こった場合には，今回，薬局で説明・相談した内容を医療機関にお知らせしてもよいですか。
　　はい　・　いいえ

その他

図 初めての患者に安心してお薬を使用していただくための確認表

(記入日：平成　　年　　月　　日)

主　訴	
不　安	
希　望	
副作用	
アレルギー	
使用中の薬剤	
健康食品 サプリメント	
その他	

■ **患者応対のポイント**

Point 1　「こんにちは」などのあいさつをし，お辞儀をすることによって，患者（患者家族）が相談しやすい環境（雰囲気）を作る。

Point 2　患者の氏名を確認する場合には，できるだけフルネームを言ってもらうようお願いし，こちらがたずねた場合には，診察券など名前の確認できるものの提示をお願いする。

Point 3　患者の安全を守るためには，（医師とは別に）もう一度患者の状態を確認する必要があることを説明し，その確認のために10問程度の質問を行うこと，3分程度時間がかかることを話して患者の同意を得る。同意が得られない場合にはその理由を確認し，患者が許容できる範囲，時間内で情報収集を行う。

Point 4　できる限り，優しく，ていねいに質問する。また，患者が自由に訴えられるようにオープンエンドクエスチョンを多用する。

Point 5　「今から調剤してお薬を用意しますので，座ってお待ちください。お薬をお渡しする準備ができましたら，お名前（引き換え番号）をお呼び（表示）します」などの患者に待機を促す説明をする。

10-2　その他

禁忌疾患のある医薬品に注意する。
　例）気管支喘息，牛乳アレルギー，アスピリン喘息，卵アレルギー，消化性潰瘍，緑内障　など

11 医療面接：薬剤交付

一般目標

患者の安全確保とQOL向上に貢献できるようになるために，服薬指導などに関する基本的知識，技能，態度を修得する。

到達目標

S603 ・インフォームド・コンセント，守秘義務などに配慮する。 態度
・適切な言葉を選び，適切な手順を経て服薬指導する。 技能・態度
S606 ・代表的な医薬品について適切な服薬指導ができる。 知識・技能
・患者背景を配慮した服薬指導ができる。 技能

11-1 薬剤交付の手順

Step 1 患者を呼び入れる。 ⇒ Point 1
Step 2 自己紹介する。 ⇒ Point 2
Step 3 患者の氏名を確認する。 ⇒ Point 3
Step 4 服薬指導の目的を話し，同意を得る。 ⇒ Point 4
Step 5 服薬指導を行う（図1）。 ⇒ Point 5
- 医師から処方された薬剤の名称および数量・投与日数を患者と確認する。
- 薬剤の入った薬袋および薬剤情報提供文書を提示する。
- 薬剤情報提供文書の薬剤名または薬剤写真を患者に確認してもらう。
- 薬袋より薬剤を取り出し，処方の薬剤名，規格，数量を患者と確認する。
- 各薬剤の薬効および副作用，注意事項を説明する。
- 薬袋の指示（表示）を確認し，各薬剤の用法・用量，使用方法を説明する。
- 患者が希望した薬物療法であったかどうかを確認する。

Step 6 薬剤を入れた薬袋がすべて揃っていることを患者と確認し，薬剤（薬袋）を患者に手渡す。
Step 7 質問がないかたずねる。
Step 8 締めくくりの言葉を言う。 ⇒ Point 6

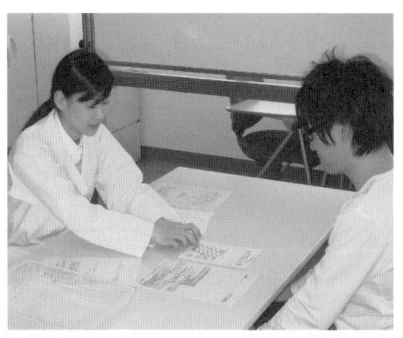

①薬袋より薬剤を取り出し，処方の薬剤名，規格，数量を患者と確認する

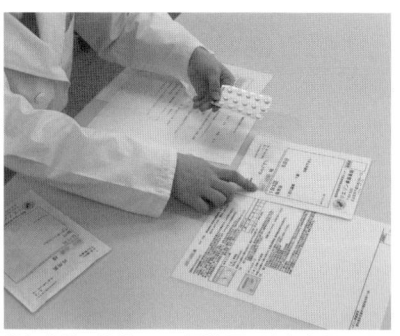

②各薬剤の薬効および副作用，注意事項を説明する

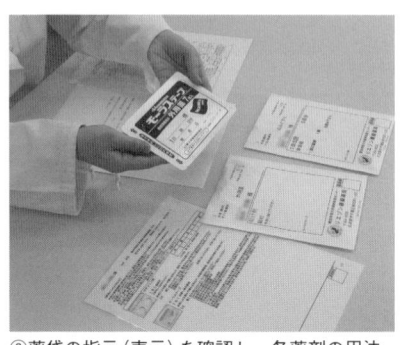

③薬袋の指示（表示）を確認し，各薬剤の用法・用量，使用方法を説明する

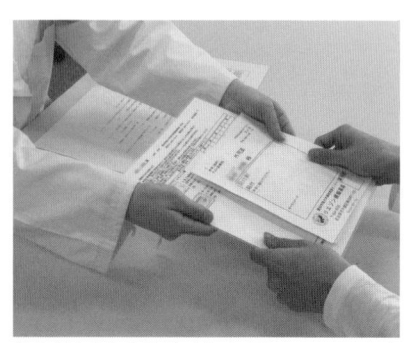

④薬剤を入れた薬袋がすべて揃っていることを患者と確認し，薬剤（薬袋）を患者に手渡す

図1 薬剤交付の手順

■ 薬剤交付のポイント

Point 1 問診時の情報（インタビューシート）に従って，個人情報の保護に注意する。

Point 2 問診時と同じ薬剤師である場合には省略するが，実習では異なる薬剤師が応対したと仮定する。

Point 3 患者の氏名を確認する場合には，できるだけフルネームを言ってもらうようにお願いし，こちらがたずねた場合には，診察券など名前の確認できるものの提示をお願いする。

Point 4　患者に安全に薬を使用してもらうために3分程度話すことを説明して患者の同意を得る．同意が得られない場合にはその理由を確認し，患者が許容できる範囲，時間内で服薬指導を行う．ただし，薬剤の確認は必ず行ってもらう．

Point 5　できる限り優しく，ていねいに説明する．また，患者が自由に質問できるような時間を説明と説明の間に設ける．

Point 6　「お大事にしてください」，「体調の変化があったときには，必ず連絡してください」，「お薬に関してわからないことや，わからなくなった場合にはすぐに相談してください」などの患者が危険や疑問を感じたときに連絡するように指導する．

11-2　患者応対・薬剤交付の注意事項

- 身だしなみ（図2）
  不快感がない，清潔感がある，清潔な白衣と服（ボタンをする），名札をつける，髪がバサつかない，極端な色に髪を染めない，マニキュアをしない，短い爪，貴金属を身につけない，服や履物に問題（ハイヒール，スリッパ等）がない．
- 適切な姿勢，同じ目の高さ，失礼のない振る舞い．
- 適切なアイコンタクト，説明や傾聴時には患者に顔を向ける．
- 患者が聞き取りやすい声の大きさ・スピード・音調で話す．
- ていねいな言葉遣い，わかりやすい言葉を使う．専門用語を使わない．
- 患者が自由に話せるようできるだけオープンエンドクエスチョンを用いる．
- 患者の言葉をさえぎらない．
- うなずき，あいづちを入れ，傾聴する．
- 患者の気持ちや状況に合わせ，共感の言葉（おつらいですね等）を述べたり，患者の言葉を繰り返したりして，患者の心配や不安，希望や要望などを確認する．

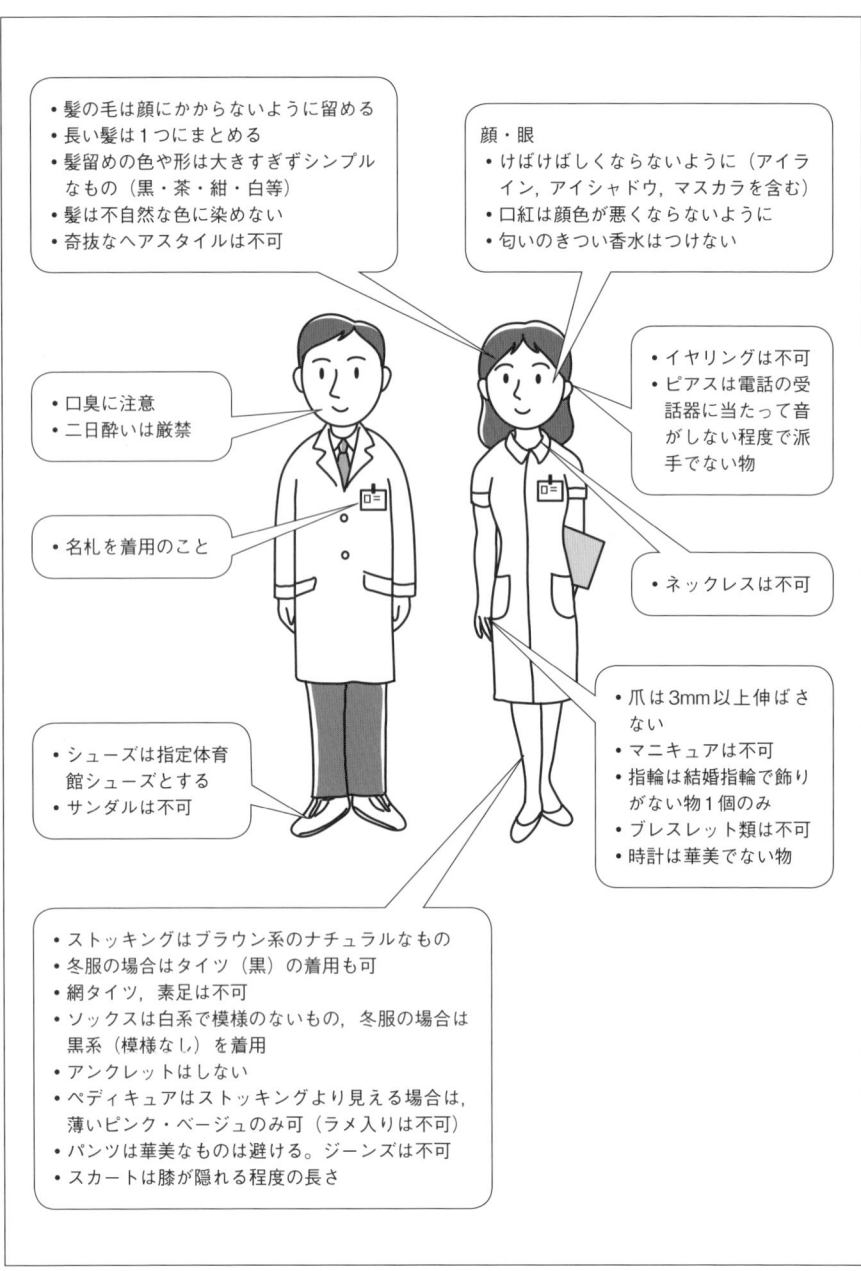

- 髪の毛は顔にかからないように留める
- 長い髪は1つにまとめる
- 髪留めの色や形は大きすぎずシンプルなもの（黒・茶・紺・白等）
- 髪は不自然な色に染めない
- 奇抜なヘアスタイルは不可

顔・眼
- けばけばしくならないように（アイライン，アイシャドウ，マスカラを含む）
- 口紅は顔色が悪くならないように
- 匂いのきつい香水はつけない

- 口臭に注意
- 二日酔いは厳禁

- イヤリングは不可
- ピアスは電話の受話器に当たって音がしない程度で派手でない物

- 名札を着用のこと

- ネックレスは不可

- シューズは指定体育館シューズとする
- サンダルは不可

- 爪は3mm以上伸ばさない
- マニキュアは不可
- 指輪は結婚指輪で飾りがない物1個のみ
- ブレスレット類は不可
- 時計は華美でない物

- ストッキングはブラウン系のナチュラルなもの
- 冬服の場合はタイツ（黒）の着用も可
- 網タイツ，素足は不可
- ソックスは白系で模様のないもの，冬服の場合は黒系（模様なし）を着用
- アンクレットはしない
- ペディキュアはストッキングより見える場合は，薄いピンク・ベージュのみ可（ラメ入りは不可）
- パンツは華美なものは避ける。ジーンズは不可
- スカートは膝が隠れる程度の長さ

図2 薬剤師業務にふさわしい服装・身だしなみ
保険薬局薬剤師OJT研究会：保険薬局スタッフのためのマナーと接遇．pp63-64，じほう，2004より改変

第II部 課題集

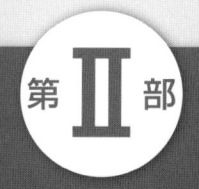

1 処方鑑査

課題①

下記の処方内容のうち，疑義照会の対象となる部分を列挙しなさい。

> **処方1**
> 　ボナロン錠（5mg）　　　　　　　1錠
> 　1日1回　就寝前　　　　　　　14日分

> **処方2**
> 　アリセプト錠（3mg）　　　　　　1錠
> 　1日1回　朝食後　　　　　　　30日分

> **処方3**
> 　ザンタック錠（150mg）　　　　　2錠
> 　1日2回　朝夕食後　　　　　　14日分
> 　タケプロンOD錠（15mg）　　　　1錠
> 　1日1回　就寝前　　　　　　　14日分

> **処方4**
> 　ハルシオン錠（0.25mg）　　　　1錠
> 　1日1回　就寝前　　　　　　　30日分

課題②

以下の処方薬の薬効を調べなさい。

1) ボナロン（錠）
2) アリセプト（錠）
3) ザンタック（錠）
4) タケプロン（OD錠）
5) ハルシオン（錠）

2 薬袋（薬札）の作成

次の事項は，処方せん等に記載すべき事項の一部である。下記の問題に答えなさい。

1) 調剤した薬局または病院，もしくは診療所，もしくは飼育動物診療施設の名称および所在地
2) 調剤年月日
3) 患者氏名
4) 薬品名および分量
5) 調剤量
6) 用法，用量
7) 処方せんを交付した医師，歯科医師または獣医師に処方せん中の疑わしい点を確かめた場合には，その回答の内容
8) 処方せんを交付した医師，歯科医師または獣医師の同意を得て処方せんに記載された医薬品を変更して調剤した場合には，その変更内容

課題①

調剤したとき，その処方せんに薬剤師が記入することが求められている事項はどれか。上記の1)〜8) から選択しなさい。

課題②

販売または授与の目的で調剤した薬剤の容器または被包に，薬剤師が記載することが求められている事項を選択しなさい。

3 計数調剤

💊 処方1

クラビット錠（100mg）	3錠
1日3回　毎食後	14日分
トランサミン錠（250mg）	3錠
1日3回　毎食後	14日分
ムコスタ錠（100mg）	3錠
1日3回　毎食後	14日分

💊 処方2

メジコン散（10％）	80mg
1日3回　毎食後	14日分
ムコダイン細粒（50％）	750mg
1日3回　毎食後	14日分

💊 処方3

チラーヂンS錠（50μg）	1錠
1日1回（隔日）　朝食後	60日分

課題①

本処方を調剤するとき，各薬剤の計数および計量調剤（製剤）量を書きなさい。

5 計量調剤（散剤）

■ 小児の散剤処方

6歳　女児　体重20kg

> **処方1**
> タミフルドライシロップ3%　　　　　80mg
> 　1日2回　朝夕食後　　　　　　　3日分

> **処方2**
> アスベリンドライシロップ2%　　　　40mg
> ペリアクチン散1%　　　　　　　　4.8mg
> 　1日3回　毎食後　　　　　　　　3日分

課題①

この処方の計量調剤（商品）量を計算しなさい。

課題②

この処方薬の薬効を調べなさい。

1) タミフルドライシロップ
2) アスベリンドライシロップ
3) ペリアクチン散

課題③

この調剤薬を患児の母親に渡すときに説明しなければならないことを述べなさい。

6 計量調剤（水剤）

■ 小児の水剤処方：2剤混合

5歳　男児　18kg

> 💊 **処方**
>
> ポララミンシロップ0.04%　　　　2.4mg
> ムコダインシロップ5%　　　　　540mg
> 　1日3回　毎食後　　　　　　　5日分

課題①

この処方の計量調剤（商品）量を計算しなさい。

課題②

この処方薬の薬効を調べなさい。
1) ポララミンシロップ
2) ムコダインシロップ

課題③

この調剤薬を患児の母親に渡すときに説明しなければならないことを述べなさい。

7 計量調剤（軟膏混合）

課題①

軟膏剤の混合を依頼されたときに注意すべき基本的事項を列挙しなさい。

課題②

軟膏剤に散剤を混合するときに注意すべき基本的事項を列挙しなさい。

8, 9　注射剤の無菌混合調製

あなたは，東海地区大学病院の薬剤師です。医師が処方オーダリングによって注射剤の無菌混合調製依頼を入力しました。

課題①
1) 出力された注射処方せん（課題）の無菌混合調製を行いなさい（注射剤は別の薬剤師によって個人セットされている）。
2) 注射剤の無菌混合調製を行う上で注意すべきことを書きなさい。

課題②
1) 他の学生が無菌混合調製した注射剤を鑑査しなさい。
2) 無菌混合調製した注射剤の鑑査を行って見つけた調剤ミスを書きなさい。

課題③
クリーンベンチ内での混合操作とその注意点を挙げなさい。

課題④
高カロリー輸液に用いられる薬剤を挙げなさい。

課題⑤
高カロリー輸液の鑑査について話し合いなさい。

課題⑥

> 💊 **処方1**
>
> ソービタ　　　　　　　　　　　1瓶2管　　　1セット

1) 無菌操作の写真を見て，操作上の注意点，手順を挙げなさい。
2) 実習書の「調製・混合の方法」を参照し，アンプルの開封，アンプルからの薬液の採取，固形バイアル注射薬の溶解，バイアルからの薬液の採取時の各注意点を挙げなさい。

課題⑦

> 🔵 **処方2**
>
> | | | |
> |---|---|---|
> | ハイカリック液-2号 | 700mL | 1バッグ |
> | アミパレン | 300mL | 1バッグ |
> | マルタミン注射用 | | 1バイアル |
> | エレメンミック | | 1キット |
> | 10％塩化ナトリウム注射液 | 20mL | 1アンプル |

1) 上記処方の輸液の混合調製の手順とその理由を示しなさい。
2) 本処方での全カロリー量はいくらか。なお，ハイカリック液-2号700mL中の糖含有量は25％であり，アミパレン300mL中のアミノ酸含有率は10％である。ただし，糖質およびアミノ酸は4.1kcal/g，脂肪は9.1kcal/gとして計算しなさい。
3) ビタミンB_1欠乏による代謝性アシドーシス（乳酸アシドーシス）とはどのようなものか。その発現機構について調べなさい。また，高カロリー輸液に混注したビタミンB_1の安定性について調べなさい。

課題⑧

1) ビソルボン注等に0.1モルNaOHを徐々に加えて，性状，外観の変化を観察しなさい。
2) ビソルボン注等とメイロン注の配合変化を，配合変化表，pH変動表により予測しなさい。
3) ビソルボン注等とメイロン注，カルチコール注とリン酸含有輸液を混合し，性状，外観の変化を観察しなさい。

■ プラクティカルテスト―注射剤混合調製―

学習者と評価者にわかれ，注射剤混合調製のプラクティカルテストを行いなさい（タイムキーパーも交代で行うこと）。

課題①

学習者としてプラクティカルテスト―注射剤混合調製―で上手にできたことを列挙しなさい。

課題②

　学習者としてプラクティカルテスト─注射剤混合調製─で難しかったことを列挙しなさい。

課題③

　評価者としてプラクティカルテスト─注射剤混合調製─で難しかったことを列挙しなさい。

課題④

　プラクティカルテスト─注射剤混合調製─の注意すべき事項についてグループで話し合い，まとめなさい。

10 医療面接

■ 患者応対

課題①

　保険薬局で処方せんを応需するときの注意事項を列挙しなさい。

課題②

　保険薬局で初めての患者に対する応対の手順を記載しなさい。

■ 病棟業務

課題①

　保険薬局と病棟での医療面接・服薬指導の違いについて記載しなさい。

課題②

　病棟において初回医療面接を行う上で注意すべき事項を列挙しなさい。

課題③

　病棟における適切な服薬指導の手順を記載しなさい。

11 医療面接：薬剤交付

課題①
　保険薬局において服薬指導するときの注意事項を列挙しなさい。

課題②
　保険薬局における服薬指導の手順を記載しなさい。

索引

ア行

アイコンタクト	69
安全キャビネット	58
アンプルカット	51
インタビューシート	68
エアバリア	62
エアロゾル	60
エアロゾル現象	52
衛生的な手洗い	43
オープンエンドクエスチョン	66, 69

カ行

ガウンテクニック	48
ガウンの装着	49
加水	27
鑑査	3
患者応対・薬剤交付の注意事項	69
患者応対の手順	63
患者向け説明文書	11
基本的患者情報	9
吸水シート	59
休薬期間	12

共感の言葉	69
クリーンベンチ	58
クリーンベンチの清拭	49
クリーンルーム	48
計数調剤	9
計量調剤（散剤）の手順	16
計量調剤（水剤）の手順	26
計量調剤（軟膏混合）	34
コアリング	56
抗悪性腫瘍剤調製	58
ゴーグル	59
個人セットトレイ	39
混合注射剤の鑑査	53
混和	17

サ行

散剤鑑査システム	19
散剤調剤における工夫	21
しき水	26
処方鑑査	3
シリンジ内の空気抜き	56
水剤鑑査システム	27
スパーテル清拭	16

83

相互作用（併用禁忌）……………… 12
装置瓶の選択 ……………………… 16
装置瓶への散剤充填 ……………… 20

タ行

注射剤調剤 ………………………… 39
調剤鑑査 …………………………… 13
調剤量 ……………………………… 9
調剤量の計算 ……………………… 16
手袋の装着 ………………………… 46
手袋の脱着 ………………………… 47
手分包の手順 ……………………… 21
天秤の水平確認 …………………… 24

ナ・ハ行

軟膏板 ……………………………… 34
軟膏へら …………………………… 34
乳鉢・乳棒の清拭 ………………… 16
ノーズピース ……………………… 43
バイアル内圧 ……………………… 52
ピンホール ………………………… 53
フェイスシールド ………………… 59
服用上の注意事項 ………………… 7
賦形 ………………………………… 17
プランジャー ……………………… 51

分包機による分包 ………………… 17
分包機の操作手順 ………………… 21
分包の手順と注意事項 …………… 21
分包用トレー ……………………… 19
防護ガウン ………………………… 58
防護メガネ ………………………… 59
保管方法 …………………………… 7

マ行

身だしなみ ………………………… 42
無塵ガウン ………………………… 50
メートグラス※ …………………… 26
メートグラスの洗浄 ……………… 31
滅菌キャップ ……………………… 53
メニスカス ……………………… 30, 31
問診表 ……………………………… 3

ヤ・ラ行

薬剤交付の手順 …………………… 67
薬剤師法第25条 …………………… 8
薬剤情報提供文書 ………………… 67
薬剤の混和 ………………………… 25
薬札 ………………………………… 7
薬札・ラベル ……………………… 26
薬袋 ………………………………… 7

※メートグラス：オランダ語表記
　メートルグラス：英語表記

薬袋の鑑査 ……………………… 16
薬包紙の折りかた ……………… 22
薬歴簿 …………………………… 3
輸液バッグシール ……………… 50
臨床薬学的 ……………………… 4
連結管 …………………………… 57

A~Z

HEPAフィルタ ………………… 61
PTP包装 ………………………… 10
SP包装 …………………………… 9

薬学生のための
実務実習事前学習テキスト　実技編
定価　本体1,800円（税別）

2008年 8月10日	発　行
2010年 3月15日	第2刷発行
2015年 2月15日	第3刷発行
2017年10月10日	第4刷発行
2020年 8月31日	第5刷発行
2022年 8月15日	第6刷発行

監　修　病院・薬局実務実習東海地区調整機構

編　集　薬学生実務実習研究会

発行人　武田　信

発行所　株式会社 じ ほ う

　　　　101-8421　東京都千代田区神田猿楽町1-5-15（猿楽町SSビル）
　　　　振替　00190-0-900481
　　　　＜大阪支局＞
　　　　541-0044　大阪市中央区伏見町2-1-1（三井住友銀行高麗橋ビル）
　　　　お問い合わせ　https://www.jiho.co.jp/contact/

©2008　　　　　組版　(株)ビーコム　　印刷　(株)日本制作センター
Printed in Japan

本書の複写にかかる複製，上映，譲渡，公衆送信（送信可能化を含む）の各権利は株式会社じほうが管理の委託を受けています。

JCOPY ＜出版者著作権管理機構 委託出版物＞
本書の無断複製は著作権法上での例外を除き禁じられています。
複製される場合は，そのつど事前に，出版者著作権管理機構（電話 03-5244-5088，FAX 03-5244-5089，e-mail：info@jcopy.or.jp）の許諾を得てください。

万一落丁，乱丁の場合は，お取替えいたします。
ISBN 978-4-8407-3887-3